PUBLICATIONS DU *PROGRÈS MÉDICAL*

RECHERCHES CLINIQUES ET EXPÉRIMENTALES

SUR

LES ÉPANCHEMENTS SANGUINS

DU GENOU

PAR ENTORSE

PAR

PAUL SEGOND

Aide d'anatomie de la Faculté
Interne des hôpitaux de Paris

PARIS

Aux bureaux du PROGRÈS MÉDICAL | V. A. DELAHAYE & Cᵒ, Libraires-Editeurs
6, rue des Écoles, 6. | Place de l'École-de-Médecine.

1879

SUR

LES ÉPANCHEMENTS SANGUINS

DU GENOU

PAR ENTORSE

VERSAILLES

CERF ET FILS, IMPRIMEURS

59, RUE DUPLESSIS, 59

PUBLICATIONS DU *PROGRÈS MÉDICAL*

RECHERCHES CLINIQUES ET EXPÉRIMENTALES

SUR

LES ÉPANCHEMENTS SANGUINS

DU GENOU

PAR ENTORSE

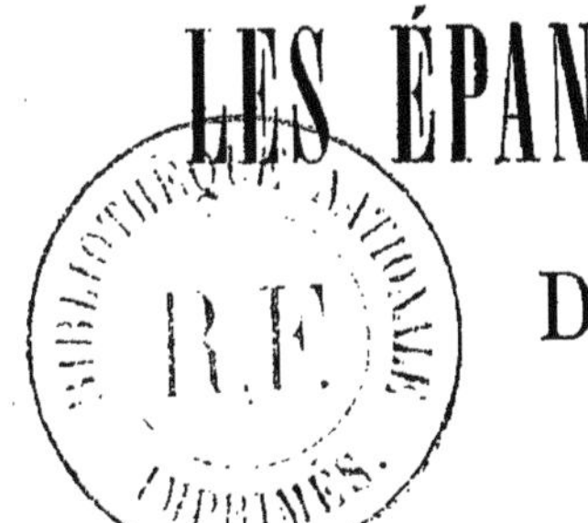

PAR

PAUL SEGOND

Aide d'anatomie de la Faculté de Paris
Interne des hôpitaux

***

PARIS

Aux bureaux du PROGRÈS MÉDICAL | V.A. DELAHAYE & Cᵉ, Libraires-Editeurs
6, rue des Écoles, 6. | Place de l'École-de-Médecine.

1879

RECHERCHES CLINIQUES ET EXPÉRIMENTALES

SUR

LES ÉPANCHEMENTS SANGUINS

DU GENOU

PAR ENTORSE

Les lésions anatomiques qui peuvent succéder aux mouvements forcés de l'articulation du genou ont été peu étudiées depuis les travaux de Bonnet, et l'histoire de l'hémarthrose du genou par entorse a été particulièrement négligée.

Les chirurgiens ont, à plusieurs reprises, accordé leur attention aux symptômes et au traitement de cette affection ; mais la source exacte de ces épanchements sanguins abondants qui peuvent, en quelques instants, remplir l'articulation du genou, n'a certainement pas été jusqu'à ce jour l'objet de recherchés spéciales. C'est là pourtant une investigation pathogénique importante. Enfin, la physionomie clinique de ces épanchements et particulièrement de ceux qui surviennent sans traumatisme direct de l'articulation, présente des caractères spéciaux qu'il importe de très-bien connaître. La plupart de nos traités classiques ne font cependant que les mentionner, et, le plus souvent, les thèses publiées sur la matière passent très rapidement sur les symptômes pour accorder toute leur attention au traitement.

En un mot, l'étude des épanchements sanguins par entorse est jusqu'ici restée incomplète à beaucoup d'égards, et c'est pour combler cette lacune, pour la diminuer tout au moins dans la mesure de nos ressources, que nous avons entrepris ce travail.

Avant d'entrer en matière, nous indiquerons brièvement le plan que nous avons adopté :

Dans un premier chapitre, nous analyserons le résultat de nos expériences sur le cadavre et nous rechercherons quelles sont, en général, les sources du sang, lorsqu'une hémorrhagie intra-articulaire vient à se produire à la suite d'une entorse du genou. Nous exposerons ensuite la symptomatologie habituelle de cette variété d'épanchement, et nous terminerons par l'étude du traitement qui lui est applicable. Cette dernière partie ne saurait être autre chose qu'une analyse éclectique des opinions professées par nos maîtres. Nous chercherons cependant à déterminer par l'étude attentive des faits, et par ce que nous avons observé nous-même, quelle est la conduite à tenir en présence d'une hémorrhagie intra-articulaire ; faut-il donner issue au sang épanché ou faut-il, au contraire, l'abandonner dans l'articulation, dût le malade attendre de longs mois sa guérison ? Tel est le problème à résoudre, problème capital sans doute, mais dont la solution définitive réclamerait une autorité à laquelle nous ne saurions prétendre.

Enfin, nous avons cru devoir rejeter à la fin de ce mémoire les observations cliniques et l'exposition détaillée de nos expériences sur le cadavre. Nous y joindrons le résultat de quelques recherches faites à notre intention par notre ami, le Dr Poncet, professeur agrégé à la Faculté de médecine de Lyon.

Parmi les observations, six nous sont personnelles et trois nous ont été obligeamment communiquées par notre excellent maître, le Dr Terrillon, les quatre dernières sont extraites de la thèse de M. Troncin. Nous aurions pu les multiplier beaucoup en compulsant les thèses ou les publications périodiques ; mais nous avons pensé qu'il y avait avantage à reproduire celles-là seulement qui nous ont paru indispensables à la justification des idées que nous cherchons à défendre.

Pathogénie.

Sous le nom d'entorse du genou on doit entendre « l'ensemble des effets produits sur cette articulation par des mouvements forcés résultant, soit d'une action mécanique extérieure, soit d'une contraction anormale et excessive des muscles, souvent de ces deux causes réunies (1). » — La conservation des rapports normaux des surfaces articulaires achève dé caractériser l'entorse et la distingue nettement de la luxation.

Cette définition classique résume bien les principaux traits de l'entorse, elle nous montre en même temps l'importance de l'action musculaire, dont le rôle ne doit pas être plus oublié dans l'interprétation des faits pathologiques que dans l'étude des phénomènes physiologiques. Toute articulation a des moyens de contention passifs très-solides constitués par ses ligaments ; elle possède, en outre, de véritables ligaments actifs, ce sont les muscles qui l'entourent, la protègent et la meuvent. L'articulation du genou obéit à cette loi générale et, lorsqu'à la suite d'une chute ou d'un faux pas, ses ligaments sont tiraillés, rompus ou arrachés, les muscles de la région, ne fût-ce que par leur tonicité constante, jouent un rôle de contention que l'expérimentation cadavérique ne saurait reproduire.

---

(1) Panas. — *Dict. de méd. et de chir. prat.*

— Ce mode de recherches n'en conserve pas moins toute son importance et, pour ne parler que des traumatismes articulaires, les expériences sur le cadavre sont bien le seul et unique moyen d'apprendre et de connaître réellement ce que l'observation clinique, livrée à ses propres ressources peut seulement nous faire soupçonner.

C'est à cette méthode expérimentale que nous avons eu recours. Reprenant les expériences de Bonnet, nous nous sommes attachés à produire sur des genoux les lésions anatomiques de l'entorse et à rechercher ensuite, par une dissection minutieuse, une déchirure, une lésion quelconque, suffisant par son étendue, sa nature et son siége, à la production d'une hémorrhagie intra-articulaire. En procédant ainsi, et en soumettant à l'expérience plus de quatre-vingt-dix genoux, nous croyons avoir déterminé les conditions pathogéniques habituelles de l'hémarthrose du genou par entorse.

Nous ferons ici une dernière remarque. Pour demander à une expérience faite sur le cadavre des enseignements sérieux il faut, autant que possible, se placer dans des conditions analogues à celles qui président, sur le vivant, aux traumatismes dont on recherche les effets. Ainsi, lorsque Bonnet (1) détermine sur un genou un mouvement d'extension assez violent pour que la jambe et la cuisse fassent en avant un angle rentrant de 60°, il nous semble que les enseignements fournis par une telle expérience, très-bons sans doute à noter lorsqu'on étudie tous les traumatismes possibles du genou, perdent cependant leur intérêt, lorsqu'il s'agit de l'entorse, c'est-à-dire d'un traumatisme spécial, variable en intensité, nous le voulons bien, mais n'ayant aucun rapport avec les dislocations plus ou moins immodérées auxquelles toute articulation peut être soumise.

---

(1) Bonnet. — *Traité des maladies articulaires*, p. 180.

Cette considération n'a pas cessé de nous guider dans le cours de nos expériences. Pour nous rapprocher, autant que possible, des conditions pathogéniques habituelles de l'entorse, tant au point de vue de l'intensité du traumatisme, qu'à celui du mode de résistance que le membre inférieur peut lui opposer, nous nous sommes attachés à ne mettre en usage, comme moyen d'immobilisation, que l'effort d'un ou de deux aides embrassant solidement la cuisse pendant que de notre côté nous imprimions au genou des mouvements forcés, à l'aide de la seule force traumatique dont nous étions capables nous-même.

Enfin, nous avons surtout étudié les mouvements forcés qui, d'après les réponses de nos malades, nous ont paru présider le plus souvent à la production de l'entorse. Nous verrons que ces mouvements sont avant tout des *rotations de la jambe sur la cuisse;* aussi nous sommes très-loin de considérer avec M. Hennart (1) l'entorse par torsion comme la plus rare. Toutefois, nous n'avons pas voulu négliger absolument les autres mouvements forcés, ils ont leur importance, et nous analyserons successivement les résultats que nous avons obtenus en imprimant à des genoux des mouvements forcés d'extension de latéralité et de rotation.

Nous suivrons donc la marche adoptée par Bonnet à propos de l'anatomie pathologique de l'entorse. Mais nous aurons soin d'accorder surtout notre attention aux lésions capables d'éclairer la pathogénie de l'hémarthrose du genou. Ce n'est pas, en effet, l'histoire de l'entorse du genou que nous voulons tracer, mais bien celle des épanchements sanguins qui peuvent compliquer cette affection.

Lésions produites par l'extension forcée de la jambe. Seize genoux ont été soumis à l'extension forcée et pour tous, nous avons procédé de la même manière : attirant le

---

(1) Hennart. — *De l'entorse du genou.* Paris, Th., 1874.

sujet sur le bord d'une table et le faisant maintenir, nous saisissions l'extrémité inférieure de la cuisse avec la main gauche et embrassant avec la main droite l'extrémité inférieure de la jambe, nous exagérions le mouvement d'extension. Sur les six premiers genoux nous avons cessé l'expérience dès les premiers craquements perçus et bien avant que la jambe pût faire avec la cuisse un angle droit ouvert en avant.

Sur les dix autres genoux, nous avons poussé l'expérience assez loin pour amener la jambe à faire en avant un angle droit avec la cuisse. Dans ces conditions des craquements multipliés se produisent et tandis que, pour amorcer, en quelque sorte, la série des lésions, l'effort nécessaire est vraiment très-grand, on éprouve, au contraire, une résistance bien moindre aussitôt les premiers craquements perçus.

Les résultats que nous avons obtenus confirment à peu près ceux de Bonnet : comme lui, nous avons vu que chez les vieillards la fracture des extrémités articulaires est « la conséquence presque inévitable de ces sortes de violences » (1) et dans les cas où nous avons pu léser l'articulation sans fracturer les os, nous avons constaté, comme lui, l'arrachement des ligaments croisés, la déchirure des ligaments postérieurs et plus rarement (3 fois sur 16) l'arrachement des ligaments latéraux. Enfin, deux fois sur 16 expériences, nous avons trouvé le ligament adipeux rompu.

Les ligaments latéraux n'enlèvent pas « toujours leur point d'insertion au fémur » comme le dit Bonnet. Son assertion est vraie seulement pour le ligament latéral *interne*, dont le point d'insertion inférieur reste en effet *toujours intact* ; mais l'insertion inférieure du ligament laté-

---

(1) *Loc. cit.* p. 188.

ral externe peut très-bien céder. Nous l'avons observé dans un cas.

Nous ne parlerons pas des effets produits par le *mouvement de flexion directe de la jambe*. Le contact des faces postérieures de la jambe et de la cuisse se produit en effet bien avant que l'articulation puisse éprouver une distension douloureuse et, sur le cadavre, l'exagération du mouvement de flexion ne peut déterminer aucune lésion articulaire.

Qu'il nous soit permis à ce propos de montrer combien ce résultat expérimental vient à l'appui de ce que nous disions plus haut sur l'importance de l'action musculaire. En effet, si dans le cas actuel, on voulait négliger ce facteur important et s'en tenir strictement aux enseignements fournis par l'expérience sur le cadavre, on arriverait à cette conclusion absolument erronée que l'exagération du mouvement de flexion du genou ne peut déterminer aucun désordre sur le vivant, alors que bien souvent, on le sait, les ruptures du ligament rotulien ne reconnaissent pas d'autre cause (1). Mais, dans ces cas, en même temps qu'il y a flexion exagérée du genou, il se produit toujours une *contraction brusque et violente* du triceps crural, et ces deux causes réunies suffisent à la production du traumatisme.

Dans la partie clinique de ce mémoire, nous reviendrons sur ces ruptures du tendon rotulien, en raison même de l'épanchement articulaire rapide et abondant qui les accompagne le plus souvent. Mais, au point de vue expérimental, elles ne sauraient nous arrêter plus longtemps.

Lésions observées à la suite des mouvements forcés de latéralité. L'entorse par flexion latérale de la jambe sur la

---

(1) Berger. — Article *Rotule*, in *Dict. encyclopédique*, 3ᵉ série, t. V, p. 317.

cuisse, le membre inférieur étant dans l'extension absolue, nous paraît exceptionnelle. Il s'agit, en effet, d'un mouvement qui n'existe même pas à l'état d'ébauche dans une articulation du genou saine, et nous n'avons pu trouver une seule observation démontrant l'existence d'une entorse par flexion latérale de la jambe *dans l'acception réelle* du mot. M. Troncin (1), à propos d'une entorse survenue pendant un assaut d'armes, dit que « la jambe subit une flexion exagérée en dehors », mais cette assertion ne saurait modifier notre manière de voir. « En rompant très-vite, ajoute M. Troncin, le pied gauche porta à faux..... » Il suffit d'avoir fait ou vu faire une seule fois des armes, pour être bien convaincu que, dans ce cas, c'est la rotation forcée de la jambe sur la cuisse qui a dû jouer le principal rôle.

Bref, l'excessive rareté de l'entorse par flexion latérale nous paraît indéniable, et nous avons cru pouvoir, sans inconvénient, restreindre beaucoup notre expérimentation sur ce point. Cinq genoux seulement ont été soumis à l'expérience.

Nos résultats confirment encore ceux de Bonnet, et, pour les résumer, nous ne saurions mieux faire que de reproduire le passage suivant emprunté à l'article de M. Panas (2): « Les mouvements forcés de latéralité déterminent des ruptures des ligaments périphériques (postérieurs et latéraux), surtout du côté du sommet de l'angle qu'on imprime à la jambe, plus, la rupture de l'un ou des deux ligaments croisés à la fois ; le tibia se subluxe du côté du sommet de l'angle, tandis que le fémur se porte en sens inverse et en avant. La rotule suit le tibia dans ses déplacements ; enfin, la jambe se porte dans la *rotation en dehors lors de l'adduction*

---

(1) Troncin. — *Des épanchements sanguins de l'articulation du genou;* thèse 1872.

(2) *Dict. de méd. et de chir. pratiques;* t. XVI, p. 26.

forcée, tandis qu'elle *tourne en sens inverse quand on a exercé l'abduction forcée*. Le muscle poplité et les muscles placés au côté du sommet de l'angle sont souvent rupturés, mais les vaisseaux et les nerfs restent intacts. »

En étudiant attentivement les lésions qui succèdent à l'extension ou à la flexion latérale du genou, il nous a paru que ces lésions avaient un ordre de succession assez constant.Dans l'extension, par exemple, il nous a semblé que les ligaments croisés et le postérieur devaient céder tout d'abord ; Bonnet le pense aussi, et trois de nos expériences démontrent que ce double arrachement peut exister seul. Des lésions limitées aux ligaments croisés peuvent aussi se montrer.

Nous ne pensons pas toutefois que cette succession puisse être considérée comme absolue. La physiologie nous enseigne, en effet, que dans l'extension tous les ligaments, aussi bien les latéraux que les croisés, se trouvent tendus, et M. le professeur Sappey (1) nous dit même que « le ligament postérieur et surtout les ligaments latéraux s'opposent au mouvement d'extension. »

Enfin, nos expériences sur les mouvements forcés d'adduction ou d'abduction nous permettent les deux remarques suivantes :

1° Lorsque la jambe est fléchie sur la cuisse, le mouvement d'adduction ou d'abduction se complique instantanément d'une rotation de la jambe sur la cuisse, et, dès lors, l'entorse ne peut plus être dite entorse par adduction ou abduction directe.

2° Dans le cas où l'extension de la jambe est absolue, le traumatisme qui peut infléchir latéralement les deux segments d'un membre inférieur comprend deux stades. Un premier stade, dans lequel il y a réellement entorse par

---

(1) *Traité d'anatomie descript.*; 3° édition, t. Ier, p. 710.

flexion latérale directe, et un deuxième stade, dans lequel il se produit une rotation de la jambe. Dans ce dernier cas les lésions observées appartiennent encore à l'entorse par rotation.

Lésions observées à la suite des mouvements forcés de rotation. L'étude de ces lésions constitue la partie essentielle de nos recherches.

L'observation clinique et l'expérimentation établissent que les mouvements forcés de rotation de la jambe sur la cuisse tiennent sous leur dépendance la majorité des entorses du genou. C'est donc aux lésions provoquées par cet ordre de mouvement qu'il nous faut surtout demander la raison d'être des épanchements sanguins dont nous poursuivons l'étude.

Depuis le travail de Bonnet, l'étude expérimentale des entorses du genou est restée un peu dans l'oubli. Les expérimentateurs ont surtout accordé leur attention à l'anatomie pathologique des luxations, et tous les auteurs qui ont écrit sur la matière ont reproduit, sans restriction, les résultats obtenus par le chirurgien Lyonnais (1).

Voici comment il s'exprime à propos des effets physiques produits par les mouvements forcés de rotation. « De tous les résultats fournis par les expériences sur les mouvements forcés du genou, un des plus constants est celui que l'on obtient en exagérant la rotation de la jambe sur la cuisse. Dans ces cas *l'articulation reste intacte*, le tibia est fracturé à sa partie moyenne et le péroné à sa partie supérieure », et plus loin « il arrivait parfois que les désordres se passaient au niveau du cou-de-pied. »

S'il est vrai, et nous croyons le fait indéniable, que la

---

(1) MM. Noulis et Hennart ont institué de nouvelles expériences dans le but spécial d'étudier à nouveau les lésions anatomiques de l'entorse ; mais leurs observations confirment en tous points celles de Bonnet.

rotation de la jambe sur la cuisse joue un rôle pathogénique important dans la grande majorité des entorses du genou, une telle assertion paraît, pour le moins, singulière,
car, prise au pied de la lettre, elle établit une divergence
absolue entre les enseignements de la clinique et ceux de
l'expérimentation.

Mais, l'analyse du procédé expérimental, auquel Bonnet
avait recours, montre que les conditions, dans lesquelles il
se plaçait pour opérer le mouvement forcé, ne pouvaient
réaliser celles qui doivent présider, sur le vivant, à la production de l'entorse par rotation. « Pour produire le mouvement forcé, nous dit Bonnet, je me servais du pied
comme d'un levier, le saisissant par la partie antérieure et
par le talon, je lui imprimais un mouvement violent de rotation en dedans ou en dehors.

«C'était, je pense, me placer dans les conditions qui se rap-
prochent le plus de celles qui, sur le vivant, donnent lieu au
mouvement forcé de rotation de la jambe sur la cuisse. En
effet, en raison de la direction de son axe qui fait un angle
droit avec la jambe, le pied est presque nécessairement le
point sur lequel est appliquée la force qui entraîne la
jambe dans le mouvement de rotation forcée, de même qu'il
est le siége de la résistance lorsque c'est le fémur qui se
meut sur le tibia. »

En raisonnant ainsi, Bonnet nous paraît avoir négligé
complétement le rôle de l'action musculaire, sur lequel
nous avons déjà insisté. Bien évidemment, si les muscles
de la jambe restaient passifs, l'entorse du genou par rotation de la jambe serait impossible, car les résultats obtenus
par Bonnet sont vrais, nous les avons vérifiés sur plusieurs
sujets.

Mais, sur le vivant les choses ne se passent pas ainsi. Le
faux pas ou la chute qui détermine une entorse du genou
peut dans une certaine mesure, par la nature même de sa
direction concentrer sur le genou la résultante des effets

produits sur le membre inférieur, mais pour que cette transmission soit possible, intégrale et par conséquent efficace, il faut que l'ensemble des muscles de la jambe produise au moment de l'accident une sorte d'ankylose physiologique de l'articulation tibio-tarsienne.

Au moment où le traumatisme se produit, la contraction instinctive des muscles de la jambe peut réaliser cette condition. Il peut se faire aussi que le pied et la partie inférieure de la jambe soient immobilisés par le genre du traumatisme et les mêmes conditions se trouvent encore réalisées pour la transmission de l'effort.

On comprend dès lors ce qu'il y a d'imparfait dans la méthode expérimentale de Bonnet. Personne ne songe à nier les entorses du genou par rotation et les épanchements sanguins qui viennent les compliquer ; il est donc bien certain qu'une rotation forcée de la jambe peut déterminer des lésions dans le genou sans produire fatalement une lésion de l'articulation tibio-tarsienne ou une fracture de jambe. La déduction s'impose d'elle-même, mais, si nette qu'elle nous ait paru, elle venait se heurter contre l'autorité justement considérable du nom de Bonnet et nous désirions, avant tout, légitimer notre manière de voir.

Pour étudier les désordres anatomiques qui se produisent dans le genou sous l'influence d'une rotation forcée de la jambe, nous avons toujours eu soin de prendre la jambe à pleine main pour la porter en rotation forcée. Pendant que nous produisions ce mouvement un ou deux aides immobilisaient le fémur. En procédant ainsi nous avons presque toujours produit des lésions dans le genou. Nous avons échoué sur quelques sujets trop jeunes, trop robustes ou trop vieux, sur les premiers nos efforts sont restés sans résultat et sur les derniers, la fracture de la jambe ou de l'extrémité inférieure du fémur est venue mettre fin à l'expérience avant toute lésion articulaire appréciable, mais ce fait était bien facile à prévoir et vient seulement confirmer les lois générales formulées par Bonnet, sur les traumatismes osseux et articulaires.

— *La rotation en dedans* de la jambe sur la cuisse peut se produire dans trois conditions différentes : la jambe étant étendue, la jambe étant fléchie modérément ou même à

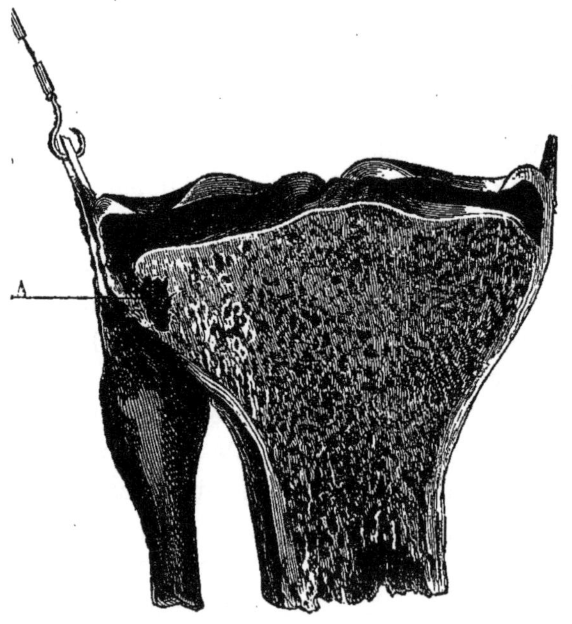

Fig. 1. — *Coupe transversale du tibia passant par le milieu de la lésion que nous avons décrite au-dessus et en arrière du tubercule de Gerdy. — A. profil de cette lésion.*

angle droit, la jambe étant fléchie au-delà de l'angle droit.

Si la jambe est étendue, la rotation en dedans est physiologiquement impossible. En cherchant à la produire sur le cadavre, on ne peut obtenir que les résultats dus à ce que nous avons appelé le premier stade du mouvement d'adduction forcée; l'arrachement de l'une des insertions du ligament latéral externe en sera la conséquence première, et presqu'aussitôt un mouvement de rotation en dehors avec légère flexion de la jambe viendra, nous le savons, compliquer l'expérience. Ce mode de production de l'entorse doit être d'ailleurs très-rare en clinique.

Si la jambe est modérément fléchie, à 145° par exemple, la rotation devient possible comme mouvement physiologique. La tubérosité externe du tibia tourne autour d'un axe vertical passant par le centre de la tubérosité interne qui tourne sur elle-même ; la torsion des ligaments croisés s'exagère et les ligaments latéraux se tendent.

Mais, le point où la tension est la plus forte siège au niveau de cette portion de la capsule articulaire constituée surtout par les solides insertions de l'aponévrose fémorale *en arrière* et *sur* le tubercule de la tubérosité externe du tibia (*tubercule du jambier antérieur*).

Ce fait est facile à constater en examinant un genou dépouillé de son enveloppe cutanée. Il existe en ce point du surtout fibreux articulaire une bande fibreuse, nacrée, résistante, qui, dans l'exagération du mouvement de rotation en dedans, subit toujours un degré de tension extrême. Ce point de physiologie nous intéresse tout particulièrement, car il peut nous fournir des données importantes sur la production d'une lésion spéciale de la tubérosité tibiale externe qui s'observe avec une certaine fréquence à la suite des mouvements forcés de rotation en dedans. Cette lésion n'a jamais été décrite. Des recherches bibliographiques assez nombreuses nous permettent cette assertion. Nous l'avons obtenue 17 fois, complète ou incomplète, sur 40 expériences de torsion du genou en dedans.

Les Fig. 1, 2, 3, que nous devons à l'obligeance de notre excellent ami E. Brissaud, la montrent sous ses différents aspects. Elle est remarquable par la fixité de son siège et se trouve essentiellement constituée par une petite cavernule creusée dans le tissu spongieux du tibia. Elle communique avec l'intérieur de l'articulation par une petite fente antéro-postérieure dont la lèvre externe est formée par la synoviale déchirée et dont la lèvre interne ré-

pond exactement, en général, à cette arête mousse,
constituée par l'union de la face supérieure et de la face
externe du plateau tibial.

Cette boutonnière, cette fissure, cachée par le fibro-cartilage semi-lunaire externe, présente une largeur variable.
Parfois très-petite, elle ne dépasse jamais le niveau du tubercule du jambier, en avant, et le niveau de l'articulation
péronéo-tibiale, en arrière. La plaie spongieuse dans la-

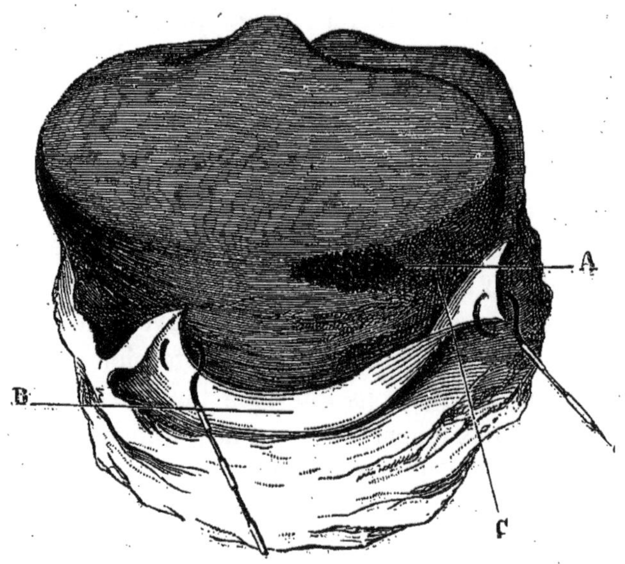

Fig. 2. — *Tubérosité externe du tibia.* — Même lésion que dans la planche précédente. Le fibro-cartilage B, renversé en dehors, laisse voir la fente A qui
met les aréoles spongieuses du tibia en communication avec la cavité articulaire. — La petite croix C indique la situation du tubercule du jambier antérieur.

quelle elle conduit, présente en général de 5 à 10 millimè-
tres de profondeur. Lorsqu'on écarte les lèvres de cette
boutonnière, en renversant en dehors la partie correspondante de la capsule articulaire (*Fig. 2*), elle prend la forme
d'un petit nid de pigeon. Ainsi, communication exclusive
des aréoles spongieuses du tibia avec la cavité de l'articulation, tel est son caractère principal.

La fixité de son siège se trouve d'ailleurs en parfaite

harmonie avec son mode de production. Les fibres nacrées et résistantes qui forment la partie antéro-externe du surtout fibreux articulaire et dont nous avons signalé plus haut le degré de tension extrême, lorsque la jambe est tordue en dedans, exercent une traction violente sur leur point d'insertion et l'arrachent. Ce n'est jamais le tubercule de Gerdy qui cède, mais la portion d'os située immédiatement en arrière. Peut-être faut-il en chercher la raison dans la moindre résistance du tissu osseux en ce point. Quelle que soit d'ailleurs l'explication, le fait est constant, et c'est là ce qu'il faut retenir.

La lésion que nous décrivons peut être complète ou incomplète ; en d'autres termes, la plaie osseuse peut s'accompagner ou non de la rupture du cul-de-sac synovial. Lorsqu'on la rencontre sans déchirure de ce cul-de-sac et partant sans communication avec l'intérieur de la jointure, c'est là ce qu'on peut appeler le premier degré de la lésion ; il suffit alors de renverser le fibro-cartilage semi-lunaire et de donner un petit coup de pointe sur le bord du plateau tibial, au point connu, pour tomber, si l'on peut dire, dans la plaie osseuse. Le plus souvent, toutefois (14 fois sur 17), la lésion est complète. Elle nous paraît intéressante en raison des liens qui l'unissent à l'entorse par faux pas ; nous voulons parler de l'entorse par rotation de la jambe, celle-ci étant modérément fléchie. Nous ne l'avons jamais obtenue que sur des adultes ou des vieillards. Dans certains cas, dès les premiers efforts de torsion, et sans déployer une grande force, on perçoit un petit craquement, la lésion est produite. Elle existe alors seule et sans autre désordre articulaire. La *Figure 5* en est un exemple. Ailleurs, elle pourra se compliquer de l'arrachement de l'insertion supérieure du ligament croisé antérieur, de l'arrachement de l'insertion inférieure du ligament latéral externe ou même d'une véritable entorse de l'articulation péronéotibiale.

Pour terminer ce qui est relatif aux résultats obtenus à la suite des mouvements forcés de rotation en dedans, la jambe étant peu fléchie, nous dirons que bien souvent si l'on cherche à se maintenir dans ces conditions expérimentales on n'obtient aucune lésion ; nous avons constaté ce fait sur plus de vingt genoux, que nous avons soumis ensuite à d'autres traumatismes et qui appartenaient soit à

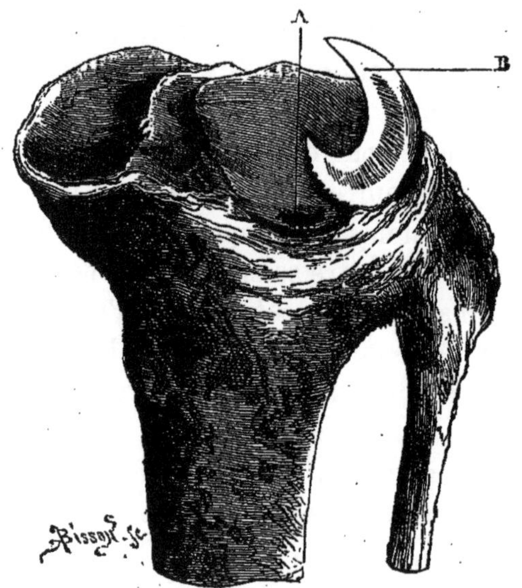

Fig. 3. — Même lésion. — A. montre l'étendue habituelle de la fissure osseuse dans les cas où elle existe seule sans autre lésion articulaire.

des sujets très-jeunes, soit à des sujets trop vigoureusement constitués.

En opérant la rotation en dedans, la jambe étant fléchie à angle droit, les résultats diffèrent peu des précédents, car les mêmes ligaments se tendent et résistent.

La bande aponévrotique insérée au tubercule de Gerdy subit toujours une tension très-grande ; mais la traction qu'elle opère sur ses insertions tibiales se fait dans un sens très-différent. Lorsque la jambe est peu fléchie, cette traction s'opère en haut, en dehors et en avant, tandis qu'elle se fait presque directement en arrière, et perpendiculairement à l'axe du tibia lorsque la jambe est fléchie à angle droit. Ce dernier mode de traction reste à peu près le même lorsqu'on fléchit plus encore la jambe. Cette remarque est très-facile à vérifier sur le cadavre.

En nous plaçant dans ces conditions expérimentales, notre lésion est possible, mais elle devient plus rare.

Etudions maintenant les lésions déterminées par la rotation en dedans, lorsque la jambe est fléchie au-delà de l'angle droit. Cette flexion est pour ainsi dire classique dans les entorses par chute. Presque tous les malades vous disent, en effet, qu'ils sont tombés et qu'ils ont eu la jambe prise sous eux.

Lorsqu'on vient à fléchir ainsi une jambe pour lui imprimer ensuite un mouvement de rotation en dedans, on peut, *étant donnée la liberté des mouvements de la hanche,* opérer le mouvement de deux manières. On peut, en effet, porter le talon *en dehors* ou *en dedans* de l'axe fémoral et tordre ensuite. Les lésions sont différentes dans les deux cas.

Dans le premier cas, c'est le ligament latéral interne qui supporte tout l'effort et, quel que soit d'ailleurs le mouvement forcé, rotation en dedans, rotation en dehors, ou simplement traction directe sur l'extrémité inférieure de la jambe fléchie, on obtient presque toujours les mêmes lésions anatomiques.

L'arrachement de l'insertion supérieure du ligament croisé antérieur, l'arrachement de l'insertion fémorale du ligament latéral interne, la déchirure du ligament adipeux, l'arrachement de l'insertion supérieure du ligament croisé postérieur et le décollement de l'insertion inférieure du ligament croisé postérieur figurent isolés ou combinés dans presque toutes nos expériences. Sur deux genoux, nous avons obtenu notre lésion tibiale, mais elle n'existait pas seule. Une seule fois nous l'avons vue se produire sans arrachement des ligaments latéraux ou des ligaments croisés, mais il existait en même temps une déchirure du ligament adipeux, et, chose curieuse, la partie antéro-interne de la tubérosité interne du tibia présentait une lésion en tous points semblable à celle de la tubérosité opposée. Ce fait est resté unique dans toutes nos expériences.

Si nous supposons maintenant que la flexion de la jambe s'accompagne d'une translation du talon en dedans de l'axe fémoral, tout l'effort, quel que soit encore le sens de la rotation, porte non plus sur le ligament latéral interne, mais bien sur la partie antéro-externe de la capsule articulaire, sur le ligament latéral externe et sur les croisés dont les lésions conservent leur extrême fréquence.

Arrachement de l'une des insertions du ligament latéral externe, lésion spéciale en arrière du tubercule de Gerdy, arrachement des ligaments croisés, rupture du ligament adipeux, fracture de l'extrémité supérieure du péroné, telles sont les lésions observées.

Dans la *rotation en dehors*, que nous devons étudier maintenant, les trois mêmes attitudes principales de la jambe peuvent exister au moment du traumatisme : l'extension, la flexion légère ou à angle droit, et la flexion dépassant l'angle droit.

Tout ce qui précède, nous autorise à être bref. Dans l'extension, le genou ne possède pas de mouvement de rotation ; si, cherchant à tordre la jambe en dehors, on produit une lésion articulaire, celle-ci appartient à l'histoire de l'abduction forcée.

Si la jambe est fléchie modérément ou à angle droit, il faut déployer une force considérable pour obtenir un résultat et bien plus souvent encore que pour la rotation en dedans, nos efforts sont restés infructueux.

Dans les seize cas où nous avons réussi, l'arrachement de l'une des insertions des ligaments latéraux et l'arrachement des insertions des ligaments croisés, sont les seules

lésions que nous ayons obtenues avec une certaine cons-
tance. Si la jambe est fléchie au-delà de l'angle droit, nous
retrouvons exactement la même division que pour la rotation en dedans et nous pourrions répéter mot pour mot ce
que nous avons dit à son sujet.

Notre lésion est ici absolument exceptionnelle et ne peut
se produire que si la cuisse étant en abduction le talon
vient se placer en dedans de l'axe fémoral. Dans ces conditions, nous l'avons obtenue une fois.

Ce qu'il faut retenir, c'est que si la jambe est fléchie au-
delà de l'angle droit, ce n'est plus tel ou tel mouvement de
rotation qui commande les lésions, mais bien la situation
du talon relativement à la cuisse. Si le talon se porte en
dehors de la cuisse, c'est vers le ligament interne que se
produisent les lésions. C'est au contraire vers les liens
articulaires externes que se produisent les lésions si le
talon est porté en dedans de la cuisse.

Le développement donné aux détails précédents nous a
paru nécessaire, décrivant pour la première fois les lésions
du genou qui succèdent aux mouvements de rotation forcée,
il nous était impossible de nous borner à l'indication pure
et simple de nos résultats sans rechercher leur mécanisme
ou leur raison d'être.

Nous devons maintenant déterminer, comment et dans
quelle mesure, cette étude expérimentale peut éclairer
l'histoire pathogénique des épanchements sanguins du
genou par entorse.

Les lésions qui succèdent aux mouvements forcés du
genou peuvent se ranger, quelle que soit la nature exacte
du mouvement forcé initial, en deux groupes principaux.

Les unes portent sur les ligaments périphériques de l'articulation, les autres sont absolument intra-articulaires.
C'est à ces dernières qu'il faut demander la source des
hémorrhagies exclusivement intra-articulaires abondantes
et rapides. Nous ne pensons pas, en effet, que les lésions

des ligaments latéraux aient à ce point de vue une grande importance. Supposons par exemple, l'arrachement de l'insertion inférieure du ligament latéral externe ; dans la plupart des cas il n'existera pas de communication entre la blessure osseuse et l'intérieur de l'articulation.

Le fait suivant, que nous empruntons à la thèse de M. Noulis (1), nous en donne la preuve clinique : « femme de 24 ans, morte dans le service de M. Tillaux, à l'hôpital Lariboisière, d'une fracture du bassin, produite depuis deux semaines environ à la suite d'une chute du deuxième étage. Son genou gauche présentait deux ecchymoses, l'une en dedans, l'autre en dehors, plus large. L'examen physique montre que le ligament latéral externe est déchiré. A la dissection, on observe un épanchement de sang dans les interstices musculaires. L'insertion inférieure du ligament latéral externe est déchirée avec quelques parcelles osseuses. *L'articulation est absolument intacte.* »

Lorsque les ligaments latéraux cèdent à leur insertion fémorale on voit encore la synoviale rester bien souvent intacte au-dessous de la déchirure et s'opposer ainsi à l'issue du sang.

Ainsi, dans beaucoup de cas, impossibilité pour le sang de pénétrer dans l'articulation. Cette assertion n'a cependant rien d'absolu et les cas inverses sont possibles, ainsi l'insertion supérieure d'un ligament latéral peut se décoller de bas en haut et permettre aux orifices vasculaires situés sur la face externe du condyle fémoral correspondaut de verser leur sang dans l'intérieur de la jointure. Ailleurs, c'est une plaie spongieuse que l'on obtient. Deux fois, par exemple, nous avons vu l'extrémité supérieure du ligament latéral interne arracher une lame osseuse de plus de trois centimètres carrés et faire communiquer ainsi l'articulation

---

(1) Thèse 1875. *De l'entorse du genou.*

avec une véritable caverne creusée dans les aréoles spongieuses du condyle fémoral interne. Mais dans les cas de ce genre la lésion des ligaments latéraux n'existe pas seule, le ligament adipeux se déchire, les ligaments croisés arrachent leurs points d'insertion (*Fig. 4*), les sources de l'hémorrhagie articulaire deviennent multiples et le

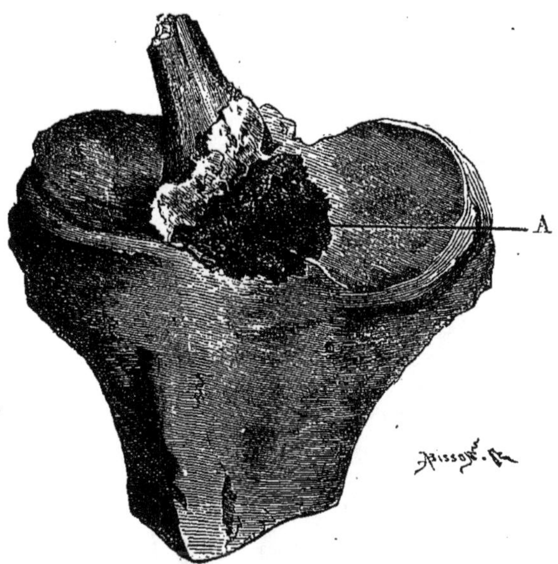

Fig. 4. — *Arrachement de l'insertion inférieure du ligament croisé antérieur avec plaie spongieuse,* A.

nom d'entorse ne convient plus à de pareils désordres. Il est, en effet, évident qu'à partir d'un certain ordre de lésions, l'entorse devient une véritable fracture intra-articulaire. Cette remarque est importante, car souvent la difficulté qu'on éprouve à déterminer le moment où l'une fait place à l'autre, rend très-délicate l'interprétation des faits expérimentaux.

En résumé, l'épanchement sanguin intra-articulaire par lésion des ligaments périphériques est possible ; mais nous le croyons exceptionnel et, en tous cas, son existence se complique presque toujours de l'effusion d'une quantité variable de sang autour de l'articulation.

Bien différentes sont les lésions intra-articulaires proprément dites. Celles-ci portent sur les ligaments croisés,

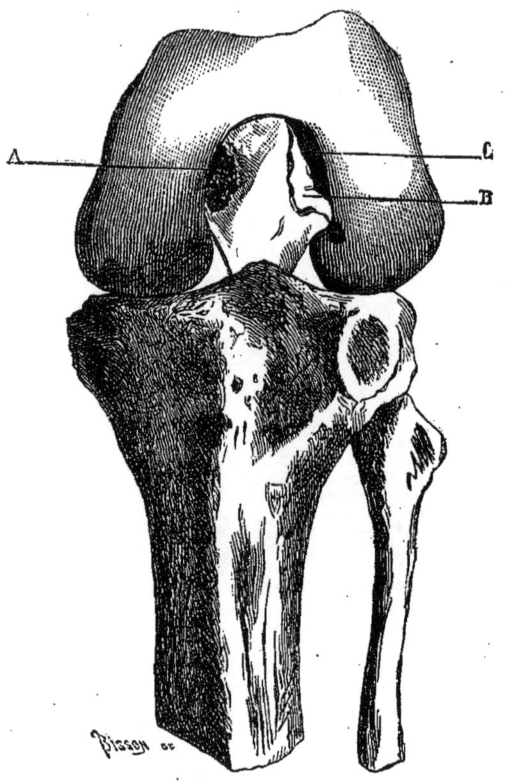

Fig. 5. — A. Arrachement de l'insertion supérieure du ligament croisé postérieur. Les aréoles spongieuses sont mises à nu. B. Lambeau de synoviale détaché, flottant, laissant à nu l'extrémité supérieure C du ligament croisé antérieur qui ne présente, lui, aucune lésion appréciable.

sur le ligament adipeux, ou bien enfin sur cette portion du tissu osseux tibial qui est située immédiatement en arrière du tubercule de Gerdy.

Les lésions que nous avons observées du côté des *ligaments croisés* sont très-fréquentes. Nos résultats expérimentaux montrent que le sens de la rotation ne modifie en rien leur fréquence ou leur mode de groupement, ils établissent en outre, qu'elles peuvent exister à l'exclusion de tout autre désordre articulaire. Ce fait a pour nous une très-grande importance, car leur influence sur la production des épanchements est très-nette. Qu'il s'agisse de la mise en communication des aréoles spongieuses des extrémités articulaires avec l'intérieur de l'articulation, ou bien de la rupture des ramuscules de l'articulaire moyenne, la possibilité d'une hémorrhagie intra-articulaire ne saurait être mise en doute. Or, nous le savons, ces conditions se trouvent presque toujours réalisées (*Fig. 4 et 5*) lorsque les effets du traumatisme se localisent sur les ligaments croisés, et dans les cas, rares il est vrai, où ces ligaments se déchirent à leur partie moyenne sans arracher leur point d'insertion, ce véritable couvercle du tissu spongieux, la rupture des rameaux de l'articulaire moyenne acquiert une grande importance. D'ailleurs, pour montrer ce que peut donner la simple distension exagérée des ligaments croisés sans lésion apparente, nous signalerons le fait suivant :

Après avoir imprimé à un genou un mouvement de rotation en dedans assez violent, nous avons poussé dans l'artère correspondante une injection de gélatine colorée avec du bleu soluble. Au cours de l'expérience nous n'avions perçu aucun craquement. En ouvrant l'articulation nous avons constaté une ecchymose très-nette autour des ligaments croisés. La synoviale n'avait cédé sur aucun point et s'était opposée à l'effusion du liquide à injection dans la jointure. Si l'on joint à ce résultat expérimental la possibilité d'une déchirure de la synoviale sans arrachement du ligament correspondant (*Fig. 5*), on peut trouver là une cause très-réelle d'hémorrhagie.

Notre *lésion tibiale* présente, elle aussi, toutes les conditions voulues pour favoriser la production d'une hémarthrose, en vertu même de la communication qu'elle établit entre la cavité articulaire et des aréoles spongieuses de l'extrémité supérieure du tibia dont l'extrême vascularisation est bien connue depuis les travaux de M. le professeur Richet sur les tumeurs vasculaires des os (1). Cette extrémité supérieure est, comme le dit M. Richet (2), « non-seulement la plus vasculaire du tibia, mais peut-être encore de tous les os de l'économie. »

Il nous reste à examiner les ruptures du *ligament adipeux*. A notre connaissance, cette lésion n'a pas été signalée. Elle a pourtant son importance, car le ligament adipeux contient de petits vaisseaux rectilignes dont le calibre est très-suffisant pour produire une hémorrhagie en cas de rupture ; hémorrhagie de courte durée sans doute, puisqu'il s'agit d'un arrachement, mais incontestable. Tous les mouvements forcés du genou paraissent aptes à produire cette lésion. Complète ou incomplète, elle se rencontre surtout lorsqu'un mouvement de rotation forcé vient surprendre la jambe fléchie au-delà de 145°. — Sa fréquence est grande. — Plusieurs fois dans nos expériences nous l'avons trouvée incomplète : toute la partie inférieure du ligament était arrachée, quelques filaments la retenaient encore au fémur. Plus souvent c'est une rupture complète que nous avons constatée.

Pour résumer à notre point de vue spécial les considérations précédentes, nous dirons qu'en face d'une entorse du genou compliquée d'épanchement sanguin intra-articulaire rapide et bien exclusivement intra-articulaire, l'hémorrhagie devra être attribuée, soit aux lésions des ligaments croisés, soit à la déchirure du ligament adipeux, soit à la plaie spongieuse que nous avons décrite sur le tibia, en arrière du tubercule de Gerdy.

Nous sommes trop convaincu de l'extrême relativité des

---

(1) *Archives*. Décembre 1864. Janvier 1865.
(2) Richet. — *Leçons cliniques sur les fractures de jambe*. 1876, p. 33.

phénomènes physiologiques et pathologiques pour vouloir attribuer à cette assertion une infaillibilité quelconque. Les sources possibles d'une hémorrhagie intra-articulaire doivent certainement échapper à toute localisation exclusive. Nous avons montré nous-mêmes que les ligaments latéraux tiraillés peuvent se détacher au niveau de leur insertion supérieure comme sous l'effort d'une rugine, et mettre à nu les orifices vasculaires du condyle fémoral qui peuvent alors verser une quantité de sang notable dans l'intérieur de la jointure. Il faut aussi tenir compte des faits exceptionnels : un épanchement extra-articulaire au début et siégeant par exemple dans une bourse séreuse sous-tricipitale sans communication avec l'articulation peut perforer la synoviale et constituer une hémo-hydarthrose. M. Ficatier (1) cite deux exemples à l'appui de ce mode pathogénique. Mais ce sont là des cas spéciaux, des exceptions et la localisation des sources de l'hémorrhagie, telle que nous la proposons, nous semble répondre à la grande majorité des faits cliniques, lorsque l'épanchement est constitué par du sang pur.

Les lésions limitées à la synoviale, invoquées par tous les auteurs pour expliquer la production des hémarthroses nous paraissent donc jouer à cet égard un rôle tout à fait secondaire.

Elles peuvent, nous l'admettons, figurer seules à l'étiologie dans les cas d'épanchements simplement hydro-hématiques, mais elles ne sauraient fournir une quantité de sang suffisante pour remplir brusquement l'articulation du genou. La synoviale saine contient en effet fort peu de vaisseaux (2) et l'exagération pathologique de sa vascularisation par le fait d'une arthrite antérieure, par exemple,

---

(1) Ficatier. — *Contribution à l'histoire des traumatismes du genou.* Th. 1878.

(2) Panas. — *Loc. cit.*

pourrait seule donner une importance réelle aux simples
déchirures de la séreuse articulaire.

Il nous reste maintenant peu de chose à dire sur l'étiologie générale des épanchements sanguins par entorse et les
causes habituelles de l'entorse du genou telles que chutes,
faux-pas, etc., sont trop bien connues pour que nous ayons
à y insister. Nous rappellerons seulement l'importance
extrême qu'il faut accorder aux mouvements de rotation
de la jambe sur la cuisse. Nous avons, en effet, montré
comment ils viennent compliquer la plupart des mouvements forcés que l'on peut expérimentalement imprimer à
une articulation du genou. L'analyse consciencieuse des
observations nous a paru confirmer cette donnée expérimentale, et nous pensons que les mouvements forcés de
rotation jouent presque toujours un rôle capital dans la
production des entorses du genou avec hémarthroses con-
sécutives.

Le degré de fréquence de ces épanchements sanguins
est très-difficile à déterminer. Le genou figure en effet
parmi les articulations qui sont le plus rarement atteintes
d'entorse. « Après l'entorse tibio-tarsienne, nous dit
M. Terrier (1) viennent par ordre de fréquence, les entorses du tarse, du poignet, des phalanges des doigts et
surtout du pouce, celles du genou, etc... » L'entorse du
genou occupe donc le cinquième rang dans ce tableau, et
le petit nombre des observations nous empêche d'évaluer
exactement le nombre des cas où l'hémorrhagie intra-articulaire peut succéder à ce traumatisme.

Nous nous croyons autorisés cependant à considérer
cette complication comme fréquente et nous dirons avec
Bonnet que « les épanchements sanguins traumatiques sont

---

(1) Jamain et Terrier.— *Pathologie chirurgicale,* t. II, p. 99, 3ᵉ édition.

peut-être plus fréquents au genou que dans aucune autre articulation. »

Symptômes. — Marche. — Diagnostic.

Dans les épanchements sanguins du genou par entorse, les symptômes propres de l'entorse s'effacent devant ceux de l'hémorrhagie intra-articulaire. Ce fait domine leur histoire clinique et leur donne une physionomie spéciale qu'il importe de bien connaître.

Le blessé, lors de la production du traumatisme, éprouve une douleur articulaire vive, accompagnée ou non de la sensation de craquement, et parfois assez violente pour déterminer une syncope. Cette douleur est due au tiraillement ou à la déchirure des ligaments. Les recherches de M. le professeur Sappey sur l'innervation des tissus fibreux ne laissent aucun doute à cet égard; et Bichat n'était pas si loin de la vérité qu'on a bien voulu le dire, lorsqu'il attribuait à l'exquise sensibilité des ligaments la douleur initiale de l'entorse.

Peu après l'accident, les parties distendues outre mesure se relâchent, la douleur s'apaise et les malades peuvent en général se relever et se servir de leur membre. Mais ce calme est de courte durée, au bout de peu de temps, quelques heures au plus, les douleurs articulaires réapparaissent, sourdes, profondes, contusives et tout mouvement spontané ou provoqué détermine le plus souvent des souffrances atroces. Jusqu'ici rien ne différencie l'épanchement sanguin par entorse de l'entorse simple. C'est le mode d'apparition du gonflement articulaire qui vient créer le premier signe distinctif.

Ce gonflement, presque toujours considérable, a pour caractère principal d'être brusque et rapide. Nos observations sont très-concluantes à cet égard et montrent que l'épanchement peut acquérir son maximum de développement en vingt ou vingt-cinq minutes. A ce point de vue comme à beaucoup d'autres, il existe la plus frappante analogie entre les épanchements sanguins par entorse et ceux qui succèdent, soit aux fractures de la rotule, soit aux ruptures du tendon rotulien. Dans ces cas, en effet, l'épanchement de sang s'observe très-fréquemment, et son apparition suit toujours alors de très-près la fracture ou la rupture.

Cette distension brusque de la cavité articulaire par le sang épanché agit à la manière d'une injection forcée, et détermine presque toujours du côté du membre inférieur cette attitude spéciale qui répond au maximum de relâchement des ligaments et au maximum de capacité de la synoviale. La jambe est fléchie à 145° sur la cuisse et le membre inférieur repose sur le lit par sa face externe. Toute tentative d'extension ou de flexion exagère nettement la tension des culs-de-sac de la synoviale et provoque des souffrances très-vives.

Les téguments de la région sont très-tendus et présentent parfois une teinte légèrement rosée, qui vient révéler la coexistence d'une arthrite légère. Presque toujours, dans les cas de ce genre, l'application de la main sur la jointure fait percevoir une élévation de température qui, d'après les observations de M. Terrillon, peut varier de quelques dixièmes à 3° ou 4°. Mais on peut dire que dans la grande majorité des cas les téguments conservent leur coloration normale. Les ecchymoses péri-articulaires, auxquelles certains auteurs attachent beaucoup d'importance, sont rares. Dans nos observations, l'existence de ce symptôme n'est pas notée une seule fois, et s'il est facile de concevoir sa fréquence réelle dans les épanchements à la fois péri et intra-articulaires, nous le considérons, en revanche, comme exceptionnel dans les épanchements intra-articulaires proprement dits.

Enfin, l'hémarthrose en elle-même se révèle au chirurgien par tous les signes classiques de l'hydarthrose, et l'exploration méthodique de la jointure ne peut laisser aucun doute sur la nature liquide de l'épanchement articulaire. Souvent le choc rotulien se perçoit nettement, mais souvent aussi la réplétion de la cavité articulaire est telle, qu'il est impossible d'amener la rotule au contact des condyles fémoraux.

D'après beaucoup d'auteurs, la fluctuation a souvent quelque chose de pâteux qui la distingue de celle de l'hydarthrose. Il se peut aussi qu'on perçoive la crépitation propre aux caillots qu'on écrase entre les doigts. Ce dernier fait, signalé par J. Cloquet, existe surtout lorsqu'il y a rupture de la synoviale et extravasation du sang dans le tissu cellulaire profond. Pour obtenir cette sensation, certaines régions de l'articulation devront être explorées de préférence à d'autres. Les injections de sang pur, que notre ami, le Dr Poncet, a pratiquées sur des genoux de lapin, lui ont, en effet, montré que les caillots, toujours très-petits, ont des lieux d'élection en rapport avec la disposition même de la séreuse articulaire. Celle-ci forme en certains points de véritables poches où le sang va naturellement se collecter, et les caillots se rencontrent toujours dans le fond du cul-de-sac sus-rotulien ou plus souvent encore dans les culs-de-sac rétro-condyliens. On pourrait dire que le sang se collecte là où il trouve de la place et les mouvements de l'articulation, l'animal courant, marchant, doivent contribuer au refoulement des caillots dans les points que nous avons signalés.

Ces différents caractères de la fluctuation sont utiles à rechercher, mais on a, selon nous, beaucoup trop exagéré leur importance. Sur nos six malades la crépitation sanguine n'existait pas, et nous n'avons pas constaté davantage que la fluctuation fût différente de celle de l'hydarthrose franche. Il en a été de même chez tous les malades que M. Terrillon a suivis.

Nous pensons donc que la constatation de ces deux signes, caractère pâteux de la fluctuation et sensation de crépitation, est absolument exceptionnelle dans les épanchements sanguins intra-articulaires et n'est en aucune manière indispensable au diagnostic de l'hémarthrose.

L'exploration méthodique de l'articulation révélera souvent l'existense de points douloureux au niveau des attaches ligamenteuses. M. Thévenot (1) insiste avec beaucoup de raison sur l'existence de deux points douloureux situés de chaque côté de la jointure au niveau même de l'interligne articulaire et sur la fréquence extrême d'un point douloureux maximum, au niveau de l'insertion inférieure du ligament latéral interne.

Il est très-difficile, au début de l'affection, de voir s'il existe oui ou non des mouvements anormaux, toute manœuvre de ce genre causant de très-vives douleurs au malade. Il est toutefois des cas où ces mouvements peuvent se constater et servir beaucoup au diagnostic de la lésion articulaire.

Lorsque le liquide épanché dans l'articulation est hydro-hématique, les symptômes diffèrent peu de ceux que nous venons de passer en revue et la différence porte simplement sur la rapidité moins grande de l'épanchement. Vingt ou quarante-huit heures sont toujours en effet nécessaires pour qu'un épanchement hydro-hématique acquière son maximum de développement. C'est à l'épanchement hydro-hématique primitif seul que nous faisons allusion. Nous verrons, par la suite, qu'un épanchement sanguin pur au début devient plus tard hydro-hématique en raison même des modifications que subit fatalement le sang épanché. Dans ce cas, l'épanchement hydro-hématique est consécu-

---

(1) Thévenot, th. 1866. — *De la ponction dans les épanchements traumatiques articulaires.*

tif, et son histoire appartient tout entière à celle de l'épanchement sanguin pur. Quel que soit d'ailleurs le liquide
épanché (sang pur ou plus ou moins mélangé de sérosité)
c'est, on peut le dire, le fait de l'épanchement intra-articulaire qui, dans les cas ordinaires, constitue toute la maladie.

Lorsque les lésions causées par le traumatisme acquièrent
une certaine intensité ou se produisent sur un sujet déjà
prédisposé aux affections articulaires, le tableau symptomatique pourra toutefois se compliquer beaucoup. Si, par
exemple, les phénomènes inflammatoires prennent le dessus, l'importance de l'épanchement pourra s'effacer devant
la gravité d'une arthrite plus ou moins intense, entraînant
avec elle tout un ensemble symptomatique bien connu; et
tous les degrés qui séparent l'entorse grave de l'entorse
légère pourront s'observer dès le début tout aussi bien que
dans la marche ultérieure de l'affection.

Dans les cas de ce genre, c'est surtout à la nature des lésions articulaires ou bien aux prédispositions du malade,
« à la blessure et au blessé » comme le dit M. le professeur
Verneuil, qu'il faut demander la raison d'être du plus ou
moins de gravité des phénomènes inflammatoires. La présence du sang sur la séreuse articulaire saine ne joue en
effet qu'un rôle restreint à ce point de vue et son influence
phlogogène indéniable, il est vrai, nous intéresse seulement
au point de vue de la lenteur souvent considérable de la
résorption de l'épanchement.

Les expériences de M. le professeur Vulpian ont éta-
bli que le sang provoque dans le tissu séreux une inflammation légère, se traduisant par une vascularisation
exagérée de la séreuse et la production d'une fausse membrane épaisse, vasculaire, enkystant complétement le caillot
sanguin. Dès lors, comme l'a observé M. le Dr Farabeuf dans une thèse remarquable (1), les conditions désira-

---

(1) Farabeuf. — *Thèse d'agrégation*, 1876, p. 96.

bles pour l'absorption n'existent plus ni du côté du liquide, ni du côté de la membrane, et la disparition très-lente des caillots trouve ainsi son explication naturelle.

Si nous insistons sur ce point, si nous cherchons à rattacher surtout à la violence du traumatisme et aux prédispositions du malade l'évolution de phénomènes inflammatoires qui, dès leur apparition, dominent la scène pathologique, c'est pour montrer que, dans les cas où l'épanchement sanguin suppure (abcès traumatique de Larrey) le sang en lui-même y est pour peu de chose. Dans ces cas d'ailleurs où l'articulation contient du sang et du pus, le diagnostic n'est plus : épanchement sanguin par entorse, mais bien : arthrite suppurée traumatique.

Mais, supposons l'épanchement sanguin simple, tel qu'on l'observe habituellement, dégagé de toute complication inflammatoire et cherchons maintenant quelle est sa marche habituelle, quel est son pronostic.

Un fait capital ressort de la lecture des observations, c'est *la lenteur extrême* de la résorption de l'épanchement. Mais il est en outre quelques autres facteurs dont il faut tenir compte, et l'épanchement n'étant en lui-même que le résultat d'une entorse doit comporter tout d'abord le pronostic de cette entorse si légère qu'elle puisse être.

Sans revenir sur les complications aiguës possibles, nous rappellerons donc rapidement toutes les éventualités auxquelles peut exposer l'entorse simple, en raison de l'arthrite légère qu'elle provoque nécessairement.

Comme l'a très-bien remarqué M. le Dr Bouilly (1) « à son début l'arthrite est une; c'est une inflammation simple, sans caractère spécifique et c'est le terrain seul qui va lui imprimer son caractère. La semence est la même, les pro-

---

(1) Bouilly.—*Comparaison des arthropathies rhumatismales scrofuleuses et syphilitiques. (Thèse d'agrégation, 1878.)*

duits seuls seront différents, non dans les premiers temps de leur existence, mais à leur période de maturité.»

Nous savons très-bien comment l'entorse d'un vieillard ou d'un scrofuleux peut entraîner avec elle l'ankylose ou la tumeur blanche. Nous savons aussi comment l'existence d'une entorse antérieure peut favoriser une récidive. Tous les auteurs ont insisté sur ce point, et l'on sait même que, pour Dupuytren, les récidives étaient plus fré-·quentes quand il y avait une simple élongation que lorsque les ligaments étaient déchirés.

Enfin, et pour ne parler que des cas les plus simples, la clinique enseigne que si la guérison absolue s'observe la plupart du temps, bien souvent aussi les douleurs articulaires persistent fort longtemps (1), et si vous revoyez les malades deux ou trois mois après leur accident, beaucoup d'entre eux vous apprendront qu'ils ne marchent plus comme par le passé. Leur jambe est faible et leur genou, resté plus volumineux que celui du côté opposé, devient facilement et sous l'influence du moindre exercice, chaud, rouge et tendu.

Ces remarques sont applicables à toutes les entorses, mais elles deviennent particulièrement vraies lorsqu'il s'agit de l'entorse du genou compliquée d'hémarthrose. Toutes ces éventualités doivent donc être prises en grande considération, dans le pronostic des épanchements sanguins de l'entorse. Mais, nous le répétons, si l'on envisage l'épanchement sanguin en lui-même, ce qui domine avant tout dans l'histoire de son pronostic, c'est la lenteur excessive de la résorption. On voit, en effet, cette longue survie de l'épanchement entraîner fatalement avec elle les conséquences les plus fâcheuses au point de vue de l'intégrité fonctionnelle de la jointure et de la guérison des malades.

---

(1) Deux ans chez un malade de M. Panas. Voy. Th. Hennart.

L'observation présentée par M. Nicaise à la Société de chirurgie en novembre 1876 en est un exemple frappant et presque toutes les observations sont d'ailleurs très-concluantes à cet égard.

Rappelons enfin que les épanchements sanguins articulaires peuvent donner lieu, par les transformations successives qu'ils subissent, à la production ultérieure de corps étrangers mobiles articulaires. Personne, à l'heure actuelle, ne croit évidemment plus à l'organisation du sang épanché et à sa transformation en tissu cartilagineux, fibro-cartilagineux ou osseux, mais cette hypothèse adoptée par Velpeau et Hunter, conserve toute son importance *clinique* dans les cas où les corps étrangers articulaires sont formés par une matière fibrineuse homogène non vasculaire (1). Les faits de ce genre sont rares, mais leur existence est indéniable. Ph. Boyer a extrait des corps étrangers composés d'une matière blanche s'écrasant sous le doigt et qui « parut n'être autre chose que de la fibrine décolorée. » Fabre (2), Legouest (3) ont cité des faits analogues et le professeur Nélaton a observé un malade, porteur d'un corps étranger articulaire, reconnaissant évidemment pour cause une hémorrhagie intra-articulaire, consécutive à une chute sur le genou. Ce mode pathogénique des corps étrangers articulaires est donc indiscutable et l'on doit en tenir compte dans le pronostic de l'hémarthrose.

Tels sont les symptômes, la marche et le pronostic des épanchements sanguins du genou abandonnés à eux-mêmes. Leur production très-rapide, la survie très-longue de l'épanchement et ses conséquences pronostiques sont en résumé les principaux traits de leur histoire.

---

(1) Follin et Duplay. — *Traité de pathol. externe*, t. III, p. 143, 1868.
(2) *Dict. des Dict.* T. II.
(3) Legouest. — *Chirurgie d'armée*, p. 620.

Si l'on ponctionne le genou, la marche de l'affection est tout autre. A cet égard, les faits que nous rapportons à la fin de ce mémoire et la plupart des cas d'épanchements sanguins que nous avons pu recueillir dans les auteurs sont très-concluants et démontrent nettement l'innocuité de la ponction et la fréquence d'une guérison très-rapide à la suite de cette opération. Nous reviendrons sur ce point au chapitre du traitement. Mais, cette question de la ponction articulaire nous conduit tout naturellement à résumer ici les principaux caractères du liquide épanché.

La quantité de sang contenue dans l'articulation varie ordinairement entre 80 et 100 grammes, mais elle peut être plus considérable. Dans les cas habituels c'est du sang *absolument pur* qu'on retire de l'articulation. (M. Terrillon a pu constater une fois, à l'aide du microscope, que les globules du sang n'avaient subi aucune altération.) Dans certains cas, on peut voir, à la surface du liquide sanguin recueilli après la ponction, une couche plus ou moins épaisse de gouttelettes graisseuses constituées par de l'huile. M. Ficatier (1) a beaucoup insisté sur ce point. Dans le cas où l'épanchement huileux se reproduit malgré des ponctions articulaires successives, il pense qu'il faut en chercher la cause dans une communication de la cavité articulaire avec les aréoles spongieuses du fémur, mises à découvert par l'arrachement d'un ligament.

Si, au contraire, à la suite d'une première ponction l'épanchement huileux ne se renouvelle pas, il croit devoir en attribuer la production à ce qu'il appelle le découragement du tissu cellulaire, état spécial de la vésicule adipeuse qui résulterait de la stupeur inévitable à la suite d'une attrition violente.....

---

(1) *Loc. cit.*

Nous admettons volontiers qu'une frange synoviale puisse être comme écrasée au cours d'une entorse et que ses vésicules adipeuses rompues laissent échapper leur contenu. Il n'y aurait là que l'exagération d'un phénomène physiologique admis par Frerichs et en vertu duquel la machine animale pourrait, comme le dit M. Farabeuf (1) se graisser elle-même en broyant les extrémités des franges synoviales. Mais, remarquons-le bien, ce phénomène physiologique est déjà contestable, et pour ce qui est du découragement admis par M. Ficatier, nous ne voyons dans cette idée et surtout dans le mot choisi pour la rendre, qu'une création purement hypothétique.

Pour notre part, nous trouvons qu'il est plus rationnel de rattacher les épanchements huileux intra-articulaires à une plaie du tissu spongieux tibial ou fémoral analogue à celles que nous avons décrites. Cette manière de voir a tout au moins l'immense avantage de se trouver en rapport avec l'histoire clinique des fractures ouvertes, dans le foyer desquelles nous voyons si souvent des gouttelettes huileuses.

En résumé, nous dirons que l'épanchement peut être constitué par du sang pur, mélangé ou non de gouttelettes huileuses, par un liquide hydro-hématique, ou bien encore par du liquide synovial contenant une certaine quantité de sang et des flocons fibrineux. M. Panas fait très-bien remarquer que ces différences s'expliquent par le mode de production de l'épanchement. Celui-ci, purement hématique au début, peut se trouver mélangé d'une quantité variable de sérosité sécrétée par la synoviale enflammée ; il peut arriver aussi que de la sérosité pure s'épanche tout d'abord et que des néo-membranes vasculaires, venant à se former, y déversent ensuite une certaine quantité de sang.

---

(1) *Loc. cit.*

Nous savons enfin, comment certaines lésions initiales de l'entorse, impuissantes à produire une hémorrhagie rapide et abondante, peuvent néanmoins donner lieu à un suintement sanguin plus ou moins abondant qui viendra teinter le liquide d'une hydarthrose traumatique.

—Nous avons jusqu'ici accordé notre attention aux symptômes et au pronostic des hémarthroses. Il nous faut maintenant, pour terminer leur étude, déterminer les éléments exacts de leur *diagnostic*, rechercher les signes qui permettent d'affirmer la nature sanguine d'un épanchement traumatique du genou et voir si l'examen méthodique de la jointure peut faire connaître les sources de l'hémorrhagie articulaire lorsqu'elle succède à l'entorse de l'articulation.

Nous supposerons d'abord le cas le plus simple et le plus fréquent, celui d'un épanchement liquide articulaire accompagné de symptômes inflammatoires très-légers et purement locaux.

Lorsqu'on peut constater une fluctuation pâteuse se distinguant de celle de l'hydarthrose et qu'on perçoit en même temps la crépitation propre aux caillots qu'on écrase entre les doigts, le diagnostic hémarthrose s'impose. Mais l'existence de ces deux signes est, nous le savons, absolument exceptionnelle et dans presque tous les cas, c'est à l'abondance de l'épanchement et surtout à la rapidité plus ou moins grande de sa production qu'il faut demander les éléments du diagnostic.

Un épanchement met-il un quart d'heure, une demi-heure ou même quelques heures pour atteindre son maximum de développement et produire en quelque sorte une injection forcée de la jointure, on peut affirmer qu'il est constitué par du sang pur. Ce caractère est pour nous pathognomonique et, joint à l'abondance notable du liquide épanché, il autorise le diagnostic épanchement sanguin pur, alors même que rien dans les caractères de la fluctuation ou dans la nature sou-

vent indéterminée des désordres articulaires né paraît de_
voir corroborer ce diagnostic. Nous insistons beaucoup sur
ce point. Quant aux ecchymoses péri-articulaires, elles
peuvent servir au diagnostic de l'entorse en elle-même;
mais, au point de vue de l'épanchement, elles ne peuvent
donner autre chose qu'un signe distinctif entre les hémorrhagies à la fois péri et intra-articulaires et celles qui
sont exclusivement intra-articulaires. Notre avis à cet
égard est donc absolument opposé à celui de M. Guede-
ney (1), lorsqu'il nous dit que le diagnostic épanchement
séreux doit être porté lorsqu'on ne constate ni ecchymose
ni infiltration !

Dans les cas où l'épanchement est simplement hydro-
hématique, le diagnostic peut être beaucoup plus difficile.
Ici encore c'est l'époque d'apparition de l'épanchement qui
nous fournira les signes les plus utiles. M. Panas dit avec
raison que lorsqu'un épanchement articulaire abondant
s'est produit dans les premières 24 ou 48 heures, il faut
le considérer comme hydro-hématique, dans les cas au
contraire où l'apparition de l'épanchement est plus tardive
et manifestement précédée par les symptômes habituels
d'une arthrite légère c'est au diagnostic hydarthrose traumatique qu'il faudra se rattacher.

Dans les cas où l'on se croit justement autorisé de par
l'ensemble et la marche des symptômes à porter le diagnostic épanchement sanguin pur, il peut se faire qu'une ponction tardive donne issue à un liquide simplement hydro-
hématique. Il n'y a rien là qui puisse nous étonner ou
modifier la réalité du premier diagnostic, car ce fait est en
parfaite harmonie avec ce que nous savons sur la modifi-
cation que subit fatalement le sang lorsqu'il est injecté
dans une cavité séreuse.

____

(1) *Etiologie et symptômes des épanchements articulaires traumatiques.*
Thèse 1876.

Enfin dans les cas exceptionnels d'épanchement sanguin par entorse où l'intensité du traumatisme et l'étendue des lésions déterminent une arthrite, ce sont encore les considérations tirées de l'abondance de la production plus ou moins rapide de l'épanchement initial qui nous permettront de porter un diagnostic exact toutes les fois que l'articulation du genou contiendra du pus et du sang.

La physionomie clinique d'un épanchement sanguin du genou est, on le voit, caractéristique et permet en général un diagnostic très-précis. Il est en revanche beaucoup plus difficile d'arriver à une localisation exacte des sources de l'hémorrhagie articulaire.

Si l'on envisage, en effet, les lésions qui nous paraissent jouer le principal rôle dans la production des hémarthroses du genou, on peut voir qu'elles ne sont pas de nature à produire des symptômes nettement appréciables. L'arrachement spécial que nous avons décrit sur le tibia doit, il est vrai, se révéler toujours par l'existence d'un point douloureux nettement localisé en arrière du tubercule de Gerdy, mais il n'est évidemment aucun signe capable de démontrer la rupture du ligament adipeux et les arrachements ou les déchirures des ligaments croisés sont en général trop peu étendus pour qu'ils puissent modifier en rien l'intégrité des mouvements normaux de la jointure. Il en résulte que bien souvent le diagnostic des sources de l'hémorrhagie ne peut se faire que par exclusion et n'a d'autre base que les enseignements de l'expérimentation.

Dans un certain nombre de cas, cependant l'exploration méthodique de la jointure, le siége des points douloureux, l'absence ou l'existence de mouvements anormaux, la perception possible de la crépitation osseuse en un point limité de la région permettent de déterminer avec exactitude la nature des lésions articulaires.

Des notions précises sur le mode de production de l'entorse peuvent aussi, grâce aux enseignements de l'expéri-

mentation, apporter leur appoint au diagnostic. Malheureusement on ne recueille en général que des indications
très-imparfaites à cet égard. Au moment de l'accident, les
malades souffrent et se préoccupent fort peu de savoir si
leur jambe a subi tel ou tel mouvement forcé. Bien souvent
même, ils ne savent pas si leur genou a été oui ou non
contusionné et, dans la plupart des cas, la recherche des
points douloureux et des mouvements anormaux peut seule
fournir des éléments précis au diagnostic.

— Vient-on à constater l'existence de points douloureux nettement localisés à la périphérie de la jointure, il
est toujours facile de les rapporter à leur véritable cause,
et ce que nous avons dit au cours de ce mémoire nous dis-
pense d'insister sur leur interprétation. Nous voulons
néanmoins faire ici une dernière remarque. Nous ne pensons pas que l'existence d'un point douloureux localisé au
niveau de l'insertion inférieure du ligament latéral interne
puisse autoriser autre chose que la notion du tiraillement.
Jamais en effet, dans toutes nos expériences, nous n'avons
observé l'arrachement vrai ou même la simple désinsertion
de l'extrémité inférieure de ce ligament.

Ainsi donc, lorsque ce point douloureux existera seul, et
c'est, remarquons-le bien, ce qui a lieu dans le plus grand
nombre des cas, on devra chercher ailleurs les causes de
l'hémorrhagie articulaire et soupçonner alors une lésion
des ligaments croisés ou du ligament adipeux. A plus forte
raison l'absence complète des points douloureux périphériques devra-t-elle conduire au même diagnostic.

L'analyse attentive des mouvements de la jointure peut
à son tour rendre de grands services. On sait en effet que
l'existence de mouvements anormaux de latéralité ou de
rotation dans l'extension parfaite du membre inférieur
permet d'affirmer une lésion sérieuse du côté des ligaments
latéraux. Notre excellent collègue M. Moutard-Martin a

publié une observation très-concluante à cet égard (1) et le fait est d'ailleurs en parfaite harmonie avec ce que nous savons du rôle physiologique des ligaments latéraux de l'articulation du genou.

La possibilité d'imprimer au genou malade des mouvements anormaux dans le sens antéro-postérieur fournit aussi une donnée très-importante au diagnostic, car elle établit nettement l'existence d'un arrachement ou d'une rupture des ligaments croisés. Ce fait a été mis en lumière par notre excellent ami M. Quenu dans une série de « recherches sur l'état des ligaments croisés dans l'entorse » du genou » (2).

L'analyse des mouvements de l'articulation jointe à la recherche des points douloureux peut, on le voit, fournir des renseignements précieux pour le diagnostic. Mais dans bien des cas, nous le répétons, ces deux modes d'exploration restent sans résultat, l'intégrité des mouvements normaux de la jointure coïncide avec l'absence de points douloureux significatifs et se basant sur les enseignements de l'expérimentation, c'est aux lésions du ligament adipeux ou des ligaments croisés qu'il faut par exclusion rattacher les causes de l'hémorrhagie articulaire.

Traitement.

Dans le cours de ce mémoire nous avons attiré l'attention sur les symptômes, le mode de production et l'origine de l'épanchement sanguin de l'entorse, et nous avons montré qu'il présente sous chacun de ces chefs des caractères

---

(1) *Bulletino de la Société anatomique*, p. 33, janv. 1872.
(2) Ce travail encore inédit a été fait à Clamart sous l'inspiration de M. Tillaux.

particuliers. Arrivés à l'article du traitement, nous n'avons plus, il faut bien le dire, de traits spéciaux à signaler. L'épanchement sanguin existe et, quel que soit son mode de production, l'indication thérapeutique est, à peu de chose près, la même. Nous ne serons donc pas long sur ce point. Mais nous croyons utile de résumer ici l'ensemble des opinions émises sur ce sujet, afin de conclure, sinon d'une manière absolue, du moins en connaissance de cause, et de montrer, par la seule étude des résultats obtenus et des observations, qu'il ne faut pas rejeter systématiquement un traitement actif (la ponction) qui, à première vue, peut sembler périlleux.

Pour traiter un épanchement sanguin du genou, il y a deux méthodes :

La première consiste à immobiliser la jointure lésée; puis, à sa surface, on applique des cataplasmes, des liquides résolutifs (eau blanche, alcool camphré, etc., etc.), des révulsifs (vésicatoires, teinture d'iode); on peut aussi recourir à des émissions sanguines locales (sangsues, ventouses) ou à la compression.

La seconde consiste à évacuer l'épanchement sanguin, soit qu'on ponctionne la cavité articulaire avec un trocart capillaire, soit qu'on l'ouvre plus largement avec la lancette ou le bistouri.

Par la première de ces méthodes, le chirurgien cherche à obtenir la résorption du liquide épanché, par la deuxième il vide la jointure et cherche à empêcher qu'elle ne se remplisse à nouveau.

Chacune de ces méthodes a ses défenseurs et ses détracteurs, chacune d'elles compte des succès et des revers. Chacune aussi a ses indications et ses contre-indications. Il faut donc chercher celle que le chirurgien doit choisir d'une manière générale et suivant les cas particuliers.

Le traitement par l'immobilisation, les résolutifs et la compression était autrefois seul employé. C'est en effet, le premier qui se présente à l'esprit, tandis que, de prime-abord, la ponction, en raison de la plaie articulaire qu'elle détermine, devait paraître irrationnelle. Dans un très-grand nombre de cas, du reste, l'immobilisation, aidée des différents moyens que nous avons signalés, suffit pour amener la résorption du liquide épanché. Mais, il n'en est pas toujours ainsi : et bien souvent les épanchements sanguins persistent fort longtemps et peuvent devenir le point de départ d'arthrites fongueuses, de corps étrangers articulaires, etc., etc. Bien souvent aussi, à la suite de ces immobilisations prolongées, on voit une articulation ne pas reprendre sa mobilité normale et une ankylose complète ou incomplète lui succéder. Sans parler de ces cas beaucoup plus simples, où la résorption incomplète du liquide épanché laisse persister dans l'articulation une petite quantité de sérosité sanguinolente qui détermine de la gêne, de la fatigue au moindre exercice.

Nous citerons ici quelques exemples venant à l'appui de notre assertion. Dans notre observation IV, Collin, Alphonse, entre à l'hôpital, le 27 janvier, avec un épanchement articulaire. Il est traité par l'immobilisation et les applications de toute nature à la surface de son articulation. Le 25 avril, lorsqu'il sort, *trois mois* après, son articulation contient encore du liquide, et son genou mesure 3 centimètres de plus que le genou sain.

Dans la thèse de M. Hennart, nous voyons à son observation V, le cas d'une femme entrée le 27 décembre avec un épanchement sanguin articulaire traité par l'immobilisation. Le 20 mars suivant, *trois mois* aussi après, elle sort, dit-il, presque guérie, n'ayant plus que du gonflement articulaire.

M. Troncin rapporte dans sa thèse une observation analogue, c'est un jeune homme bien constitué qui se fait une entorse du genou pendant un assaut d'armes. Une vive douleur se produit et un épanchemeut abondant a lieu dans l'articulation. « M. Fernet et M. Richet, qui le soignent, immobilisent la jointure, la compriment, appliquent à la surface des ventouses, etc.,etc., et plus de *deux mois* après l'accident, le malade éprouve encore une extrême sensibilité du genou. La guérison n'est donc pas complète et cependant le malade a suivi un traitement rationnel. »

Nous pourrions multiplier les citations de ce genre, tendant à démontrer qu'au bout d'un temps relativement très-long des épanchements sanguins traités sans ponction sont loin d'être résorbés. Notre observation V en est elle-même un nouvel exemple. Mais nous n'insisterons pas davantage. Nous avons en effet un document bien précieux à cet égard, c'est l'observation de M. Nicaise (1) suivie d'autopsie. Dans le cas qu'il rapporte, l'épanchement non résorbé constaté, pièces en main, datait *de quatorze mois*. Il s'agissait d'un homme ayant fait une chute sur le genou ; le 31 août 1875, il était entré à l'Hôtel-Dieu et y avait été traité par les vésicatoires, la teinture d'iode et les pointes de feu. Parti pour Vincennes, il en sortit pour rentrer à l'hôpital Temporaire le 18 mars où il mourut le 31 octobre 1876.

A l'autopsie, on constata dans le corps strié droit un ancien foyer de ramollissement, le genou gauche était plus volumineux que le droit, il renfermait un caillot sanguin uni aux surfaces articulaires par des adhérences glutineuses ; noir en certains points, jaunâtre en d'autres, ce caillot offrait partout une consistance ferme.

Dans ce fait, dit M. Nicaise, on voit un épanchement sanguin articulaire persister *quatorze mois*. Le malade a été soigné, dès le début; on a employé des résolutifs, puis plus tard, un vésicatoire, de la teinture d'iode. Quatre mois après, le genou restant volumineux, on a appliqué des

---

(1) Société de chirurgie, novembre 1876.

pointes de feu, la jambe a toujours été maintenue dans l'extension.

Cette observation se passe de commentaires et nous paraît démontrer bien nettement *la durée excessive de la résorption en cas d'hémarthrose.*

Frappé de ce fait Jarjavay (1) proposa le premier de ponctionner les épanchements sanguins articulaires. Voici, dit M. Ficatier (2), comment Jarjavay fut conduit à ce mode de traitement: «un malade de ce chirurgien atteint d'une hémo-hydarthrose traumatique n'avait pas été soulagé par la position, les compresses résolutives et la compression ; les douleurs persistaient. Désespérant d'obtenir une guérison rapide par d'autres moyens, tels que les vésicatoires, la cautérisation transcurrente, le chirurgien avait eu l'idée d'appliquer aux hémo-hydarthroses le traitement de la vaginalite aiguë qui accompagne les orchites. »

Il faisait la ponction avec une lancette et détruisait le parallélisme des bords de la plaie. Une compression était établie aussitôt après sur la jointure, bientôt une large ecchymose se produisait et le sang épanché dans le tissu cellulaire ne tardait pas à être résorbé. A ce procédé Jarjavay trouvait deux avantages : la disparition de la douleur et la résorption plus rapide de l'épanchement.

Thévenot (3) cite neuf observations appartenant à Jarjavay où l'on peut voir que des malades atteints d'épanchements abondants et traités par cette méthode ont guéri rapidement dans un espace de temps moyen de vingt à vingt-cinq jours.

Depuis les succès obtenus par M. Jarjavay, la ponction articulaire a été souvent employée dans le traitement des épanchements sanguins du genou. Voillemier et M. le pro-

---

(1) *Gaz. des hôpitaux*, 19 décembre 1863.
(2) *Loc. cit.*
(3) *Loc. cit.*

fesseur Broca ont même ponctionné les épanchements sanguins consécutifs aux fractures de la rotule.

Toutefois, et malgré l'appui qu'auraient pu lui fournir
encore les résultats heureux de M. Dieulafoy (1) qui dit
« avoir vu pratiquer ou pratiqué lui-même plusieurs cen-
taines d'aspirations dans l'articulation du genou » pour des
hydarthroses de toutes sortes, sans qu'on ait signalé le
« moindre accident », la ponction était loin d'avoir été
adoptée par tous, lorsque M. Dubreuil, le 9 novembre 1872
rapporta, à la Société de chirurgie, l'observation d'un malade qui était entré dans son service avec une *fracture de
la rotule* et un épanchement considérable du genou. Il lui
avait fait deux ponctions capillaires *sans obtenir* d'évacua-
tion et le malade n'avait pas tardé à succomber à des phénomènes d'arthrite aiguë.

À propos de cette communication, la Société de chirurgie blâmait sévèrement une semblable intervention. Chas-
saignac, M. Verneuil, M. Trélat s'accordaient à déclarer
qu'on faisait un abus des ponctions capillaires dont l'innocuité prétendue n'était que trop infirmée par le fait que
M. Dubreuil venait de rapporter.

On voit que les opinions étaient alors bien partagées au
point de vue de l'intervention en pareil cas. Elles le sont
encore aujourd'hui, et si à l'exemple de Jarjavay, de Voillemier, de M. Broca, de M. Labbé, de M. Terrillon, les uns
sont de chauds partisans de la ponction, il en est d'autres
qui la proscrivent absolument.

Nous pensons, pour notre part, qu'il ne faut pas se laisser
trop influencer par les craintes qu'inspire toujours la ponction et qui n'ont été en somme justifiées qu'une seule fois
et dans un cas dont l'interprétation doit être certainement

---

(1) Dieulafoy. — *Du traitement de l'hydarthrose par aspiration. Gaz. heb-
domadaire*, 1871, p. 659.

très-réservée, puisque dans l'observation de M. Dubreuil
on peut voir que le liquide ne fut pas évacué et que l'articulation était déjà enflammée lorsque le chirurgien inter-
vint.

Les preuves de l'innocuité et des avantages de la ponction sont en effet bien nombreuses pour qu'il soit possible
de les méconnaître. La pratique journalière de certains
chirurgiens est parfaitement concluante à cet égard. Notre
maître, M. Labbé a toujours vu la ponction des hémarthroses lui fournir d'excellents résultats, et tout récemment
encore, M. le professeur Broca insistait, dans l'une de
ses cliniques (1), sur les avantages considérables de ce mode
de traitement dans les épanchements sanguins du genou.

Enfin, les observations de guérison deviennent chaque
année plus nombreuses, nous en fournissons nous-même
sept à la fin de ce travail, et si l'on envisage sans parti pris
le nombre des cas dans lesquels la ponction a été employée
et suivie de succès, la rapidité (de vingt à vingt-cinq jours)
et la simplicité avec laquelle la guérison a été obtenue, la
disparition des douleurs aussitôt après l'opération, et
l'avantage qu'offre cette dernière de ne pas laisser séjour-
ner dans une jointure un liquide dont la présence peut, à
elle seule, avoir une influence fâcheuse sur le pronostic, il
nous semble qu'on est parfaitement autorisé à considérer
la ponction articulaire comme nettement indiquée, toutes
les fois qu'on est en présence d'un épanchement sanguin
abondant et récent.

L'indication est peut-être moins absolue lorsque l'épanchement remonte à plusieurs jours, car il faut alors tenir
compte des enseignements fournis par l'état général du
malade et par l'examen direct de la jointure.

A une époque éloignée du début de l'épanchement, il peut

---

(1) Voir *Journal de Médecine et de Chirurgie*, janvier 1879, p. 46.

se faire par exemple que le sang en grande partie coagulé ne puisse trouver un libre écoulement par le trocart Dans ces conditions si l'on vient à ponctionner, les résultats de l'opération seront nuls comme dans le cas de M. Dubreuil, les caillots s'engageront dans le trajet parcouru par le trocart, ils s'écouleront mal et seulement sous l'influence de pressions exercées à la surface de la jointure; ils entretiendront une communication entre l'extérieur et la synoviale, et si l'air vient à pénétrer par cette voie dans la cavité où stagne une masse de sang coagulé, des accidents graves pourront survenir.

Ainsi dans les cas où le début de l'hématocèle remonte à plusieurs jours, l'utilité de la ponction peut être discutée toutes les fois que la fluctuation articulaire se perçoit mal et que la rotule paraît séparée des condyles par une masse de sang coagulé et épaissi. On aura recours alors à l'immobilisation, à la compression et aux vésicatoires.

Dans ces conditions, si la résorption est plus lente, les résultats moins sûrs, il n'en est pas moins vrai que l'on aura encore de grandes raisons d'espérer une heureuse terminaison. Mais, si les signes dont nous parlons plus haut n'existent plus, si la fluctuation est nette et franche, la contre indication disparait, et alors même que le début de l'épanchement remonte à plus de huit à 10 jours, nous pensons qu'il faut ici encore ponctionner le genou. Nous en voulons pour preuve le malade de l'observation III chez lequel M. Terrillon a ponctionné un épanchement sanguin resté liquide au bout de 20 jours.

L'évolution possible d'accidents inflammatoires plus ou moins intenses doit être prise aussi en grande considération dans le choix du traitement. En effet, lorsque des phénomènes inflammatoires un peu intenses surviennent, l'hématocèle s'efface devant l'arthrite, et la ponction ne peut que nuire en augmentant les causes de l'inflammation.

Enfin dans les cas où les symptômes de l'arthrite acquiè-

rent leur maximum d'intensité, lorsque l'épanchement suppure, là ponction devient purement illusoire. Il faut ouvrir,
largement la jointure, la vider du sang et du pus qui la
remplissent, la laver à ciel ouvert, et grâce à cette intervention énergique, on peut sauver son malade ainsi que
nombre d'observations en témoignent.

Dans les pages qui précèdent, nous avons cherché à
montrer les grands avantages de la ponction dans le traitement des épanchements sanguins du genou, et l'innocuité
pour ainsi dire absolue de cette opération, lorsqu'elle est
sagement appliquée. Nous avons signalé rapidement les
indications et contre indications de cette méthode thérapeutique, et nous rangeant à l'opinion de plusieurs de nos
maîtres, nous dirons que dans la majorité des cas d'épanchements sanguins par entorse, rapides et abondants, la
ponction dès le début est le plus sûr et le meilleur traitement.

Nous n'insisterons pas sur le manuel opératoire bien
connu de cette ponction. Trois instruments sont à la disposition du chirurgien ; la lancette, le trocart ordinaire et
l'aspirateur Dieulafoy. Jarjavay employait la lancette, et
faisait en somme une section sous-cutanée de la synoviale.
Ce moyen n'est plus employé, et c'est à la ponction par
le trocart qu'il faut donner la préférence. M. Broca se sert
d'un trocart ordinaire long de six centimètres et de 1 mil-
limètre 1/2 de diamètre (1). M. Labbé et M. Terrillon pré-
fèrent l'usage des ponctions aspiratrices. En procédant
ainsi on opère à l'abri de l'air, et l'on peut vider l'articulation plus vite, plus complétement et plus sûrement.

Le cul-de-sac supérieur et interne est, on le sait, très-
accessible à l'exploration et c'est en ce point qu'il faut pratiquer la ponction. La piqûre des surfaces cartilagineuses

---

(1) Voir la thèse de M. Ficatier.

doit être soigneusement évitée et dès que le trocart est enlevé, il faut pratiquer l'occlusion de la petite plaie. L'occlusion avec la ouate et le collodion telle que la pratique journellement notre maître. M. le professeur Guyon (1) fournit ici les meilleurs résultats. En incorporant à des couches successives de collodion de légers nuages de ouate on obtient en effet une sorte de croûte artificielle des plus résistants.

Aussitôt après l'opération, il est absolument indispensable d'immobiliser complètement le membre inférieur dans un appareil ouaté compressif bien fait. On trouve à cette manière de faire des avantages nombreux. L'immobilisation absolue que Bonnet considérait, avec raison comme le meilleur antiphlogistique dans les arthropathies, se trouve ici parfaitement réalisée et prévient, si l'on peut dire, l'évolution de toute poussée aiguë du côté du genou ; la compression forte de l'articulation s'oppose dans une certaine mesure à la reproduction du liquide et l'extension elle-même concourt à ce résultat, puisqu'elle diminue considérablement la capacité de la synoviale. Ainsi donc l'appareil doit contenir une grande quantité d'ouate pour permettre au chirurgien de serrer fortement les tours de bande. Il doit s'étendre à la totalité du membre inférieur jusqu'au tiers supérieur de la cuisse, et l'on aura tout avantage à lui adjoindre une longue attelle postérieure. Une précaution très-utile selon nous, consiste enfin à rouler une bande de caoutchouc autour de la portion d'appareil qui enserre le genou. La striction de l'appareil se trouve ainsi affermie et la compression rendue plus efficace au niveau même de la région malade.

En général, il convient d'enlever le premier appareil au bout de 10 jours et dans le cas où l'épanchement ne s'est pas

---

(1) F. Guyon. — *Eléments de chirurgie clinique*, 1873 (p. 510).

reproduit, on peut, dès cette époque, appliquer uue genouillère et faire marcher le malade.

Dans les cas inverses, l'indication de procéder à des ponctions successives pourra se présenter, mais presque toujours les révulsifs et la compression feront à eux seuls
justice des derniers reliquats de l'épanchement.

Conclusions.

I. — L'entorse du genou peut se compliquer d'un épanchement intra-articulaire constitué par du *sang pur*.

II. — Cette hémorrhagie intra-articulaire est due, soit à
la communication des aréoles spongieuses du fémur ou du
tibia avec l'intérieur de la cavité articulaire, soit à la rupture des rameaux de l'articulaire moyenne et des petits
vaisseaux que renferme le ligament adipeux.

Ces conditions se trouvent réalisées lorsque les ligaments
croisés arrachent leurs points d'insertion ou se déchirent,
lorsqu'il y a rupture du ligament adipeux et lorsque la
fissure osseuse, dont nous avons donné la description,
se produit en arrière et au dessus du tubercule du
jambier antérieur. Cette dernière lésion ne peut être obser-
vée que dans les entorses par rotation forcée en dedans ;
les deux autres se produisent indifféremment dans presque
tous les mouvements forcés de la jointure.

III.—Il n'est pas exact de dire avec Bonnet que l'exagération des mouvements de rotation du genou laisse toujours
intacte l'articulation et détermine fatalement la fracture
des deux os de la jambe.

L'exagération des mouvements de rotation entraîne, au
contraire, des lésions très-caractéristiques du côté de

l'articulation du genou et figure à l'étiologie dans la très-grande majorité des entorses de cette articulation.

IV. — L'abondance de l'épanchement, la rapidité de sa production, la lenteur, souvent excessive, de sa résorption, tels sont les principaux traits cliniques de l'hémarthrose du genou.

V. — Dans le diagnostic des épanchements sanguins du genou, les considérations tirées de leur abondance et de l'époque de leur apparition ont une valeur considérable et pour ainsi dire pathognomonique.

Le caractère pâteux ou crépitant de la fluctuation, les ecchymoses péri-articulaires précoces, sont des signes exceptionnels et leur absence ne saurait en rien modifier le diagnostic hémarthrose lorsqu'on est en présence d'un épanchement traumatique très-abondant et très-rapide.

L'exploration méthodique de la jointure, la recherche des points douloureux et des mouvements anormaux peuvent, dans certains cas, fournir des renseignements précieux sur la nature exacte des lésions articulaires, mais il faut savoir que bien souvent le diagnostic des sources de l'hémorrhagie ne peut se faire que par exclusion et n'a d'autre base que les données de l'expérimentation.

VI. — Dans la plupart des cas la ponction articulaire immédiatement suivie de l'immobilisation et de la compression méthodique du membre inférieur constitue le plus sûr et le meilleur traitement des épanchements sanguins du genou par entorse.

OBSERVATIONS

Observation I.

Entorse du genou avec épanchement sanguin. — Traitement par la ponction. — Guérison en 25 jours (Observ. personnelle).

Le nommé Miché, Louis-Jules, âgé de 28 ans, terrassier, entré à l'hôpital de la Pitié le 10 décembre 1877 et couché au n° 36 de la salle Saint-Gabriel. (Service de M. Labbé.)

Aucun antécédent diathésique personnel ou héréditaire.

Le malade a fait une chute dans son escalier le 9 décembre à 5 heures du soir. L'escalier était rapide, le malade a parcouru plusieurs marches en se laissant glisser sur le derrière et nous raconte qu'au terme de sa chute sa jambe droite a été prise sous lui et tordue. Il affirme que son articulation n'a subi aucun choc. Son genou ne présente d'ailleurs aucune trace de contusion. Une douleur assez vive s'est fait sentir dans le genou au moment de l'accident; il a pu toutefois se relever et remonter péniblement son escalier. Arrivé chez lui les douleurs du genou ne faisant que s'accroître, il s'est couché et s'est frictionné l'articulation avec du baume tranquille.

Le malade nous affirme que *20 minutes après son accident, le genou droit présentait une augmentation de volume considérable.*

Dans la nuit du 9 au 10, il a éprouvé dans son articulation des douleurs lancinantes assez vives pour le priver de sommeil. Il entre à l'hôpital le 10 décembre.

Nous constatons un épanchement liquide considérable dans le genou droit. La synoviale est très-tendue, les culs de sacs fluctuants, le choc rotulien très-net. Le liquide contenu dans l'articulation se déplace facilement et ne donne aucune sensation de crépitation. Le membre correspondant repose sur sa face externe, la jambe est légèrement fléchie sur la cuisse et la pointe du pied est tournée en dehors. C'est dans cette situation, qui répond on le sait au maximum de capacité articulaire que le malade éprouve le plus de soulagement.

La circonférence du genou malade mesure 6 centimètres de plus que celle du côté sain; le malade insiste encore sur ce fait que 20 minutes après l'accident le volume de l'articulation était ce qu'il est maintenant.

Les mouvements imprimés à l'articulation sont douloureux;

la flexion même légère est particulièrement douloureuse. Si l'on cherche à fléchir ou à étendre le membre, on peut constater, par la palpation, que la tension de la synoviale augmente notablement. Ces deux mouvements ne sont d'ailleurs possibles que dans une mesure très-restreinte, en raison de la réplétion articulaire. Il n'y a pas de mouvements de latéralité, les douleurs spontanées de l'articulation sont toujours assez vives.

A la palpation nous ne constatons pas de chaleur à la peau au niveau du genou malade, d'ailleurs il n'existe pas de symptômes généraux et la température axillaire est parfaitement normale.

On porte le diagnostic, entorse avec épanchement sanguin.

Le 13 décembre M. Labbé ponctionne l'articulation avec l'aspirateur Dieulafoy et retire 80 grammes de sang absolument pur.

La compression ouatée est appliquée immédiatement après.

Le 23 décembre on retire l'appareil. L'articulation n'est plus douloureuse. Elle contient encore une très-petite quantité de liquide.

Vous avons quitté le service à la fin du mois de décembre, mais nous savons que le malade est sorti guéri le 10 janvier.

OBSERVATION II.

Entorse du genou avec épanchement sanguin. — Traitement par la ponction. — Guérison en 19 jours (Observ. personnelle).

Le nommé Jelimer, Charles, âgé de 54 ans, jardinier, entré à la Pitié le 6 décembre 1877 et couché au n° 4 de la salle Saint-Gabriel. (Service de M. Labbé.)

Dans l'après-midi du 4 décembre il s'est laissé glisser le long d'une échelle. En arrivant sur le sol, il est tombé en arrière ayant la jambe gauche prise sous lui. Une douleur violente s'est déclarée dans le genou: il a pu se relever et gagner son lit en boitant. Il entre le lendemain matin à l'hôpital; nous l'examinons le 7 au matin.

L'articulation du genou gauche est le siège d'un épanchement abondant. Sa circonférence est de 6 centimètres plus grande que celle du côté opposé. Les culs de sacs synoviaux sont très-tendus. Nous ne constatons pas la moindre sensation de crépitation.

Le malade nous dit nettement que le *soir même de son accident le volume du genou était ce qu'il est maintenant*. L'extension et la flexion sont très-douloureuses. Pas de mouvements
anormaux. On constate, à la main, une élévation de température assez nette sur le genou malade. Les douleurs spontanées sont peu intenses au repos. L'attache inférieure du
ligament latéral externe est douloureuse. Pas d'ecchymose.

Le membre inférieur est placé dans une gouttière et des
cataplasmes appliqués sur la région malade.

Le 8 décembre, M. Labbé ponctionne l'articulation et retire
70 grammes de sang pur. Immobilisation et compression
ouatée.

Le 28 décembre, on enlève l'appareil; les mouvements provoqués ne sont presque pas douloureux.

L'articulation contient encore une très-petite quantité de
liquide ; le genou malade ne paraît pas plus chaud que le
sain.

Nous savons que le malade a quitté l'hôpital le 15 janvier.
L'articulation contenait encore une petite quantité de liquide.
Indolence absolue de la jointure. Genouillère.

OBSERVATION III.

*Contusion du genou avec épanchement sanguin. — Ponction tar-
dive. — Guérison quinze jours après la ponction. (Observation
personnelle.)*

Le nommé Legrand, Jean-Baptiste, âgé de 46 ans, mineur.
Entré à l'hôpital Saint-Antoine le 9 septembre 1876 et couché
au n° 23 de la salle Saint-Ferdinand. (Service de M. Terrillon.)

Le 8 septembre, chute d'une grosse pierre sur le genou
droit. Douleur et gonflement.

Un médecin de la ville fait immédiatement appliquer des
sangsues.

Entré à l'hôpital le 9 septembre.

Après la disparition très-rapide (trois jours seulement) des
accidents inflammatoires, survie d'un épanchement articulaire considérable et indolent.

Des applications de teinture d'iode et la compression ouatée
ne diminuent en rien l'épanchement.

Le 29 septembre, M. Terrillon ponctionne l'articulation avec
l'aspirateur Dieulafoy, et retire 80 grammes de liquide sanguinolent. Compression ouatée.

Le 4 octobre, levée de l'appareil. L'articulation ne contient plus de liquide. Bande roulée.

Le 6 octobre, réapparition d'un léger épanchement. Compression ouatée.

Le malade sort guéri le 15 octobre, n'ayant plus trace d'épanchement articulaire.

OBSERVATION IV.

Entorse du genou avec épanchement sanguin. — Traitement par la compression et les badigeonnages de teinture d'iode. — Après trois mois de traitement, le genou malade contient encore du liquide. (Observation personnelle).

Le nommé Collin, Alphonse, âgé de 29 ans, peintre en bâtiments, entré le 27 janvier 1876 à l'hôpital Saint-Antoine et couché au lit n° 12 de la salle Saint-Ferdinand. (Service de M. Delens.)

Le malade a fait une chute sur le trottoir le 26 au soir. Il est tombé sur le côté gauche. Sa jambe droite s'est trouvée prise sous lui, et il nous dit être sûr que son genou droit n'a subi aucun choc, « *et pourtant, nous dit-il, c'est dans le genou droit que j'ai eu une grande douleur.* »

Il a pu se relever et regagner seul son domicile. A minuit, les douleurs sont devenues très-violentes ; il a constaté que son genou était devenu très-gros.

Il entre à l'hôpital le 27 au matin.

Epanchement articulaire très-abondant du genou droit. Pas de sensation de crépitation en palpant la jointure.

Température locale un peu élevée. Les mouvements provoqués éveillent des douleurs très-vives. L'extension est particulièrement douloureuse. Il n'existe aucune trace de contusion sur les téguments du genou. Gouttière et cataplasmes.

Le 3 février, le genou est beaucoup moins douloureux et ne paraît pas plus chaud que le genou opposé. L'épanchement est toujours aussi abondant.

On remplace les cataplasmes par des badigeonnages à la teinture d'iode.

Le 13 février, les douleurs spontanées ou provoquées ont complètement disparu. L'épanchement articulaire est toujours aussi abondant. Compression ouatée.

Le 6 mars, on enlève l'appareil ; l'épanchement a diminué de moitié, mais il reste encore une assez grande quantité de liquide. La circonférence du genou mesure 4 centim. de plus que celle du côté opposé.

M. Delens fait mettre le membre dans une gouttière et fait reprendre les badigeonnages à la teinture d'iode.

Le 27 mars, il y a toujours une quantité notable de liquide dans l'articulation. La différence entre la circonférence des deux genoux est encore de 3 centimètres.

Compression ouatée. Les bandes sont silicatées, et on permet au malade de marcher avec son appareil.

Le 18 avril, on enlève l'appareil ; genouillère simple.

Le 25 avril, le malade part. Il a toujours du liquide dans l'articulation. La circonférence du genou malade mesure toujours trois centimètres de plus que celle du côté sain.

OBSERVATION V.

Entorse du genou avec épanchement sanguin. — Traitement par les vésicatoires et la compression. — Deux mois 1/2 de séjour à l'hôpital et persistance de l'épanchement. (Observation personnelle.)

Le nommé B. Jean, âgé de 22 ans, charretier. — Entré à l'hôpital Necker, le 18 février 1879, dans le service de M. le professeur GUYON.

Ce malade a été renversé à terre en déchargeant un tombereau dans l'après-midi du 17 février. — Il a eu, dit-il, la jambe prise sous le derrière de sa voiture, et il nous est très-difficile de savoir si le genou a été contusionné ou simplement tordu. — Quoi qu'il en soit, une douleur violente s'est fait sentir dans le genou au moment de la chute, et le malade n'a pu se relever seul. — Transporté chez lui, il a éprouvé pendant la nuit du 17 au 18 des douleurs articulaires intolérables qui l'ont privé de sommeil. — Il se fait transporter à l'hôpital le 18 février.

A l'examen du malade, nous constatons une augmentation de volume considérable du genou droit qui mesure en circonférence six centimètres de plus que le côté sain.

Les culs de sac synoviaux, très-fluctuants, présentent un degré de distension extrême, et la réplétion articulaire est telle qu'il est impossible d'amener la rotule au contact des condyles fémoraux. — Le malade affirme que cette augmentation de volume de la jointure est survenue très-brusquement, 1/4 d'heure environ après l'accident.

La fluctuation articulaire est très-franche et on ne perçoit nulle part de sensation de crépitation. — Il n'y a pas trace d'ecchymose péri-articulaire et la coloration des téguments est parfaitement normale. — La palpation de la jointure est assez douloureuse, mais il n'existe nulle part de point douloureux nettement localisé. — Les mouvements spontanés sont à peu près impossibles et les mouvements provoqués sont très-limités et très-douloureux. — Il n'y a pas de mouvements anormaux. — La jambe, modérément fléchie, repose sur sa face externe, et lorsque rien ne vient troubler cette attitude, les douleurs spontanées sont peu intenses. — Il n'y a pas trace de phénomènes inflammatoires.

M. Guyon porte le diagnostic *entorse avec épanchement sanguin* et ordonne l'immobilisation du membre dans une gouttière avec application d'un large vésicatoire sur la jointure.

Le 20 février : compression ouatée.

Le 26 février : les douleurs spontanées ont complètement disparu. — Les mouvements provoqués éveillent encore quelques douleurs. — La synoviale est moins tendue et la circonférence du genou malade ne mesure plus que cinq centimètres de plus que celle du côté sain.

La compression ouatée est continuée pendant un mois, et le 26 mars on applique un nouveau vésicatoire. — L'articulation n'est plus douloureuse, mais l'épanchement est toujours abondant. — (Genou droit : 40 centimètres de circonférence. Genou gauche : 35 centimètres.)

La compression ouatée est reprise ensuite et continuée jusqu'au mois de mai.

Le malade part pour Vincennes dans les premiers jours de mai. — Il souffre un peu et boite en marchant. — L'épanchement est resté stationnaire, la circonférence du genou malade mesure toujours cinq centimètres de plus que celle du genou sain, et la synoviale paraît s'épaissir un peu au niveau des culs de sac.

OBSERVATION VI.

Entorse du genou avec épanchement sanguin. — Traitement par la ponction. — Guérison en 16 jours. (Observ. personnelle).

Le nommé Lefebvre, Alfred, âgé de 25 ans, serrurier, entré le 19 avril 1879 à l'hôpital Necker, dans le service de M. le professeur GUYON.

Dans la matinée du 18 avril, ce malade est tombé du haut d'un échafaudage de deux mètres. Il a eu la jambe prise sous lui en arrivant sur le sol et s'est tordu le genou. L'articulation n'a pas été contusionnée mais simplement tordue. — Une douleur très-vive s'est manifestée dans la jointure au moment de la chute et le malade a été immédiatement transporté dans son lit.

Le soir même, 10 heures environ après l'accident, le genou est devenu très-volumineux et très-douloureux. Le malade a éprouvé toute la nuit des douleurs lancinantes qui l'ont privé de sommeil, et le 19 avril il se fait transporter à l'hôpital.

Nous l'examinons le 19 avril à la visite du soir. Le genou droit est très-tuméfié et présente tous les signes d'un épanchement nitra-articulaire très-abondant.

La circonférence du genou malade mesure 38 centimètres et celle du genou sain 33 centimètres.

On ne perçoit nulle part de sensation de crépitation et la fluctuation des culs de sac de la synoviale est nette et franche. Malgré la distension très-grande de la séreuse articulaire, on peut obtenir le choc rotulien. — La coloration des téguments est parfaitement normale, il n'y a pas la moindre ecchymose péri-articulaire et la température du genou malade ne paraît pas plus élevée que celle du genou sain. — Les mouvements spontanés sont très-difficiles. — Il est possible d'étendre la jointure sans éveiller de souffrances réelles, mais les mouvements de flexion sont particulièrement douloureux. — L'exploration minutieuse de la jointure permet d'affirmer qu'il n'y a ni mouvements anormaux ni points douloureux à localisation précise. — Le diagnostic épanchement sanguin intra-articulaire n'est pas discutable.

Le 20 *avril* au matin, M. le docteur Monod ponctionne l'articulation à l'aide de l'aspirateur Potain et retire environ quatre cuillerées de sang (malheureusement le liquide n'a pu être recueilli.) Aussitôt après, occlusion de la petite plaie au collodion et forte compression ouatée étendue à tout le membre inférieur.

Le lendemain matin, les douleurs articulaires ont complètement disparu. Le malade a dormi et supporte bien la compression. La striction de l'appareil ouaté est rendue plus solide et plus sûre à l'aide d'une bande de caoutchouc enroulée par dessus l'appareil et seulement dans la partie correspondant au genou.

Le 24 *avril*, à la visite du matin, M. Guyon examine la jointure. — L'indolence est absolue et l'articulation ne contient qu'une très-petite quantité de liquide. — La circonférence du genou malade mesure 1 cent. 1/2 de moins que celle du genou sain. L'appareil compressif est réappliqué dans les mêmes conditions.

Le lundi 5 *mai*, l'appareil est définitivement enlevé. — On permet au malade de marcher avec une genouillère. — Le 11 *mai*, le malade part pour Vincennes. Le genou droit contient toujours une très-petite quantité de liquide, mais ne présente pas d'augmentation de volume appréciable à la mensuration. — L'indolence est d'ailleurs absolue et depuis le 5 mai le malade marche sans éprouver ni la moindre souffrance ni la moindre gène.

OBSERVATION VII.

Entorse du genou avec épanchement sanguin. — Traitement par la ponction. — Guérison en 18 jours. (Observation inédite communiquée par M. TERRILLON.)

Le nomme Bernard Auguste, âgé de 38 ans, tailleur. — Entré à l'hôpital Temporaire le 2 juillet 1877 et couché au n° 30 de la salle Saint-André.

Cet homme a la jambe droite atrophiée depuis plusieurs années. Il existe une différence de longueur de 6 centimètres entre les deux membres du côté raccourci. — Pied équin de compensation.

Le 1er juillet le malade a fait une chute en descendant son escalier, sa jambe droite s'est trouvée prise sous lui. — Douleur très-vive dans la jointure. — Marche impossible. — Il entre le lendemain à l'hôpital.

Le 4 juillet examen du malade. Augmentation de volume considérable du genou. — On constate tous les signes physiques d'un épanchement liquide intra-articulaire très-abondant.

La synoviale est très-tendue. — Pas de crépitation. — L'articulation est douloureuse à la pression surtout au niveau de l'insertion supérieure des ligaments latéraux. — La flexion à 145° est possible et ne paraît gênée que par l'abondance de l'épanchement.

La température du genou droit est de 34°4 et celle du genou gauche de 34°2.

Pour déterminer cette température M. Terrillon emploie deux petits thermomètres spéciaux et prend simultanément la température des deux genoux. La boule de chaque thermomètre est préalablement entourée d'un petit carré de flanelle, appliquée en-

*suite sur l'un des culs-de-sacs synoviaux et maintenue en posi-
tion par un lac. En procédant ainsi les deux thermomètres se
trouvent placés dans des conditions tout à fait analogues et la
différence de température que l'on observe entre les deux genoux
est absolument rigoureuse.*

Le 5 juillet, M. Terrillon pratique la ponction de l'articulation avec l'aspirateur Dieulafoy et retire 70 grammes de sang
pur.

On applique aussitôt après un appareil ouaté (beaucoup de
ouate, attelle postérieure, compression forte).

Le 16 juillet on enlève l'appareil, le liquide ne s'est pas
reproduit.

Le 17, genouillère. — Le malade garde le repos quelques
jours encore et quitte l'hôpital le 23 juillet complètement
guéri.

OBSERVATION VIII.

*Entorse du genou avec épanchement sanguin. — Traitement par
la ponction. — Un mois après l'articulation ne contient plus
de liquide. (Observation inédite communiquée par M. TER-
RILLON.)*

Le nommé Demargue François, âgé de 36 ans; terrassier,
entré à l'hôpital Temporaire le 3 juillet 1877 et couché au n° 3
de la salle Saint-André.

Le 30 juin à 7 heures, le malade s'est tordu la jambe droite.
Il a éprouvé une douleur vague qui ne l'a pas empêché de
travailler. Il est rentré chez lui à pied. — C'est en rentrant
qu'il a commencé à ressentir dans le genou des douleurs plus
vives. — Dès le lendemain, la marche était impossible.

Le malade est examiné le 5 juillet. — Le genou droit mesure 37 centimètres de circonférence et le genou gauche 32. —
Il existe tous les signes d'un épanchement articulaire abondant : culs-de-sacs fluctuants et choc rotulien. — L'articulation ne présente pas de mouvements de latéralité. Douleur à
la pression vers l'attache inférieure du ligament latéral externe.

La température du genou droit est de 34° 6, celle du genou
gauche de 32° 4.

On peut constater des frottements manifestés dans toutes
les autres articulations du malade.

Dans le creux poplité il existe une tumeur fluctuante allongée dans le sens vertical, bosselée et présentant des saillies dures, comme cartilagineuses.

Cette tumeur située très-profondément, très-tendue, très-fluctuante, sans adhérence à la peau paraît appliquée contre le bord externe du demi-membraneux. La flexion du genou ne paraît pas diminuer la tension de la poche.

Le 6 juillet, M. Terrillon ponctionne le kyste avec l'aspirateur Dieulafoy et retire environ 30 grammes de liquide hydro-hématique. Compression ouatée.

Le 14 juillet, la tumeur du creux poplité est vide et l'on ne sent plus que les nodosités signalées dans la première exploration.

Le 24 juillet on enlève l'appareil; il n'y a plus de liquide dans l'articulation. En mobilisant la rotule on perçoit de légers frottements.

Le kyste du creux poplité ne s'est pas reproduit, mais toute la région postérieure du genou est le siège d'une sorte d'épaississement profond très-manifeste. La flexion du genou ne peut guère dépasser 145° sans être douloureuse.

L'extension se fait complètement, la compression ouatée est reprise.

A ce moment la température du genou malade est de 36° 8 et celle de l'autre genou est de 35° 4.

Le 28 juillet l'appareil est enlevé, l'épaississement du creux poplité persiste. Il n'y a pas de liquide dans l'articulation ni dans le kyste. — La flexion est toujours douloureuse.

La mobilisation de la rotule laisse toujours percevoir un certain degré de crépitation.

Bande roulée simple.

Le 4 août le malade sort presque complètement guéri.

OBSERVATION IX.

Entorse du genou avec épanchement sanguin. — Traitement par la ponction. — Guérison en vingt jours. (Observ. inédite communiquée par M. TERRILLON.)

Le nommé Bicheron, François, âgé de 39 ans, entre à l'hôpital Temporaire le 21 août 1877.

Ce malade prétend que depuis deux ans son genou droit est plus faible et un peu plus volumineux que l'autre.

Dans la journée du 20 août, il s'est tordu le genou en descendant un escalier. Il a pu continuer sa marche mais son

genou est devenu aussitôt le siége d'une douleur très-vive et
a pris un volume considérable.

Le 22 août examen du malade. Le genou droit est très-volumineux, il mesure 38 centimètres de circonférence, soit 6 centimètres de plus que le gauche. La flexion est impossible et
très-douloureuse.

Epanchement liquide évident. Douleur très-vive à la pression au niveau des attaches inférieures du ligament latéral
interne.

Température axillaire 37°.

Température du genou droit 36°,2.

Température du genou gauche 33°.

Le 23 août, M. Terrillon retire 100 grammes de liquide
sanguinolent de l'articulation.

(*M. Terrillon ayant soumis le liquide à l'examen microsco-*
pique a pu constater que les globules étaient intacts au triple
point de vue de la coloration, du volume et des contours.)

Compression ouatée. — Le 4 septembre on retire l'appareil,
il reste un peu de liquide dans l'articulation ; un peu de roideur dans les mouvements de flexion ; il n'y a pas de frottements. La température du genou droit est de 34°,2.

Le 12 septembre le malade sort avec une génouillère, il
reste très-peu de liquide dans l'articulation.

OBSERVATION X.

Entorse du genou. — Epanchement sanguin. — Traitement par
la compression. (Observ. inédite communiquée par notre ami
M. le Dr Poncet.)

Pierre Potin, 36 ans, voiturier, homme fort vigoureux sans
antécédents pathologiques.

Il y a dix jours, cet homme dans un mouvement brusque
qu'il fit pour jeter son manteau sur ses épaules tomba de
son siége à terre.

Sa chute se fit en deux temps. Retenu par la jambe droite
entre le tablier du siége et le siége lui-même, il ressentit une
violente douleur dans le genou. Tombé à terre, son genou ne
porta pas sur le sol.

Au dire du malade le genou se gonfla immédiatement et il
atteignit rapidement un tel volume que quelques minutes
après on dut couper son pantalon qui n'avait pu glisser sur
l'articulation.

Le malade qui avait pu après l'accident se traîner quelques pas fut condamné au repos. Il tint constamment sur l'articulation des compresses d'eau blanche.

Huit jours après, il essaya de marcher avec des béquilles, mais comme il éprouvait au moindre mouvement de vives douleurs il se décida à entrer à l'Hôtel-Dieu.

Le 7 août au matin le genou droit est notablement plus gros que le gauche. La circonférence du membre au niveau de la rotule mesure 40 centimètres et celle du genou sain 34 centimètres. Peau de coloration normale.

Le cul-de-sac sous-tricipital est distendu, mais si l'on veut aisément examiner l'articulation, il faut placer le malade debout. On constate alors très-nettement le choc rotulien ; en arrière, on sent dans le creux poplité un empâtement profond et l'on perçoit parfois une fine crépitation telle que la donnent les épanchements sanguins.

Il nous a semblé à M. Ollier et à moi que le fond du cul-de-sac sus-rotulien présentait un empâtement plus dur que lorsqu'il est seulement distendu par le liquide d'une hydarthrose.

Au repos l'articulation malade n'est pas douloureuse. On peut la palper sans provoquer de douleur si ce n'est toutefois au niveau du ligament latéral interne, au niveau de ses insertions.

Si, fixant la cuisse on cherche à porter la jambe en dehors on exagère la douleur ; on produit ainsi d'ailleurs le mouvement qui a produit la distension de l'articulation.

Le membre est très-douloureux, le malade peut à peine s'appuyer sur son pied du côté malade.

Le membre est enveloppé d'une couche épaisse de ouate depuis l'extrémité des orteils jusqu'à la partie moyenne de la cuisse.

On applique un bandage roulé simple au niveau du genou. On fait encore de la compression avec une bande de caoutchouc.

(Nous ne savons pas ce qu'est devenu l'épanchement sanguin chez ce malade ; son observation présente un grand intérêt au point de vue des symptômes et c'est à ce titre seulement que nous la publions.)

OBSERVATION XI.

Entorse du genou avec épanchement sanguin. — Traitement par la ponction.— Guérison en vingt-quatre jours. — (Observation extraite de la thèse de M. Troncin.)

Le 15 août 1865, le nommé B. Louis, âgé de 19 ans, employé chez un papetier, en s'arrêtant brusquement au bas d'un escarpement qu'il venait de descendre rapidement ressentit une douleur assez vive dans le genou droit. Il put marcher encore mais fort peu ; il ne cessa de souffrir.

Le 14, il se présente à la consultation, on l'admet, et dans la journée on lui met un cataplasme.

Le 15, Jarjavay constate tous les signes d'un épanchement sanguin ; il pratique la ponction qui donne issue à trois quarts de verre environ d'une sérosité sanguinolente et noirâtre.

Soulagement instantané, disparition de la douleur. Compresses d'eau froide maintenues par un bandage légèrement compressif.

Le 16, le blessé ne ressent aucune douleur; on continue le bandage et les compresses. Le 19, le malade se lève et marche un peu. Le 20, on constate la réapparition d'un peu de liquide probablement parce que le malade a marché un peu trop tôt.

Comme le 28, cette petite quantité du liquide persistait encore, Jarjavay fait une dernière ponction qui ne donne issue qu'à une très-petite quantité de sérosité. Le repos complet est ordonné.

Le 2 septembre, le malade veut se lever malgré la présence d'un peu de liquide dans son articulation. On lui applique un bandage roulé à demeure.

Le 8, on constate que la guérison est complète et le malade sort deux jours après.

OBSERVATION XII.

Entorse du genou avec épanchement sanguin. — Traitement par la ponction. — Guérison en quatorze jours. (Observation extraite de la thèse de M. Troncin.)

Le nommé G. Emile, cocher, entré à Beaujon le 8 décembre,

raconte qu'en dansant, il ressentit une douleur subite dans le genou gauche. Le malade présente des traces de rachitisme assez marquées ; la jambe gauche est plus courte que l'autre. Est-ce en portant brusquement le poids du corps sur la jambe gauche qu'un épanchement sanguin est survenu dans le genou. L'hypothèse est admissible. En tout cas, l'épanchement existe. La douleur persiste. On fait la ponction le 11. Issue d'une grande quantité de sang. Soulagement immédiat. Compresses d'eau froide.

Le 12 décembre, on constate que l'articulation a repris son aspect normal. Jusqu'au 19, on maintient le malade au repos et ce jour-là on lui permet de marcher un peu.

Le 22, il sort guéri sans conserver aucune trace de son accident.

OBSERVATION XIII.

Fracture de la rotule avec épanchement sanguin très-abondant. — L'épanchement est ponctionné. — Au bout de quatorze jours, l'articulation ne contient plus de liquide. (Observation extraite de la thèse de M. Troncin.)

Le nommé Chenot Eugène, 30 ans, charretier, entré à l'hôpital de la Pitié le 12 février 1873. Une heure avant, il veut sauter en bas de sa voiture. Son pantalon s'accroche et il tombe à terre sur le genou gauche. Il entre chez un marchand de vin, et constate lui-même qu'il s'est fracturé la rotule.

Il fait une dizaine de pas dans la boutique, puis se décide à se rendre à l'hôpital de la Pitié.

Le lendemain, à la visite, le genou présente un énorme gonflement. On prescrit des cataplasmes.

Le lundi 3 mars, le gonflement persiste. Le genou donne la sensation de fluctuation. M. Labbé diagnostique un épanchement sanguin dans l'articulation, il pratique une ponction avec l'aiguille n° 2 (1^m 1/4) de l'appareil Dieulafoy, il ne sort pas une goutte de liquide. Le malade est laissé en repos et la plaie recouverte de baudruche collodionnée.

Il se passe alors le fait suivant :

Quand la visite a été finie, le malade regarde son genou et constate que la baudruche a été détachée par un peu de sang qui suintait de la piqûre. Alors de lui-même il comprime son genou et fait couler du sang par la piqûre pendant une demi-heure et même trois quarts d'heure.

Le lendemain, il ne s'est passé rien de particulier ; pas de fièvre.

Le 5, mercredi matin, le genou est toujours dans le même état.

M. Labbé pratique alors une ponction avec la lancette sur le côté postéro-interne de l'articulation et par quelques compressions de la main fait sortir une notable quantité de sang entremêlé de caillots.

Le soulagement est immédiat chez le blessé. La fracture de la rotule devient manifeste. Comme pansement, après avoir fermé la plaie avec de la baudruche collodionnée bien appliquée, on entoure le genou d'une assez grande quantité d'ouate et de bandes roulées assez serrées.

On le laisse ainsi jusqu'au 10 mars, le genou n'est aucunement douloureux. L'épanchement n'existe plus.

On applique un appareil destiné à rapprocher les fragments de la rotule.

Le 17 mars, on change l'appareil destiné à remédier à la fracture. Le genou est revenu à son état naturel pour ce qui est de la cavité articulaire.

Reste la fracture de la rotule dont le traitement est devenu plus facile par la disparition de l'épanchement.

OBSERVATION XIV.

Entorse du genou avec épanchement sanguin.— Ponction tardive. —Guérison.(Observation extraite de la thèse de M. Troncin.)

Brach Eugénie, domestique, 19 ans. Elle fit un faux pas le 25 août et sentit un craquement dans le genou. Après une demi-heure d'arrêt, elle put s'appuyer sur sa jambe et marcher ; mais le lendemain elle est complètement arrêtée. Elle assure que sa jambe s'est tournée en dedans. Un médecin consulté a fait appliquer des compresses d'eau résolutive sur le genou qui est très-gonflé. Le 29 août, elle est envoyée à l'hôpital avec le diagnostic fracture de la rotule.

A son entrée on constate une tuméfaction assez considérable du genou. La rotule est soulevée, mais ne présente aucune fracture. Les culs-de-sacs supérieurs et inférieurs sont distendus et présentent de la fluctuation.

Les mouvements de flexion qui sont très-limités déterminent de très vives douleurs. Pas de fièvre, état général, bon. Application de compresses résolutives.

Le 7 septembre, pas de changement dans l'état du genou.

Ponction dans le cul-de-sac supérieur externe avec l'appareil Dieulafoy qui se remplit au-delà de la moitié de liquide sanguinolent. Appareil compressif silicaté.

Les jours suivants pas de douleurs, pas de fièvre.

Le 27, l'appareil est retiré. Le genou quoique très-dégonflé contient encore de la sérosité. Les mouvements sont toujours très-douloureux.

Application de deux vésicatoires mis à deux jours d'intervalle au-dessus et au-dessous de la rotule.

Le 8 octobre, le liquide a disparu, mais il y a toujours un peu de douleur, la malade se plaint de sentir sa jambe se tourner. Compression avec une bande lâche.

Le 14, sensation d'un peu de liquide vésicatoire volant.

Le 19, plus de liquide, la marche est possible. Genouillère.

Le 20 guérison ; sortie de la malade.

EXPÉRIENCES

EXPÉRIENCES

Nous donnons ici le tableau des lésions que nous avons observées à la suite des mouvements forcés d'extension, de latéralité et de rotation de l'articulation du genou. — Cette énumération, forcément très-aride, justifie ce que nous avons dit sur le degré de fréquence et le mode de groupement des lésions que l'entorse du genou peut entraîner avec elle, et c'est à ce titre seulement que nous avons cru devoir la publier.

Lésions produites par l'extension forcée de la jambe sur la cuisse.

Seize genoux ont été soumis à l'extension forcée.

Sur les *six premiers (3 femmes)* nous avons cessé l'extension dès les premiers craquements perçus et bien avant que la jambe fît avec la cuisse un angle droit ouvert en avant.

1ᵉʳ genou : — Arrachement très-peu étendu de l'extrémité supérieure du ligament croisé antérieur avec petite plaie du tissu osseux fémoral. — Pas d'autres lésions articulaires. — Pas de mouvements anormaux.

2ᵉ et 3ᵉ genoux :— Même arrachement de l'extrémité supérieure du ligament croisé antérieur. — Désinsertion peu étendue de l'extrémité inférieure du ligament croisé postérieur. (La surface tibiale correspondante est comme ruginée, le ligament en s'arrachant n'a pas brisé la lame osseuse sous-jacente.) — Pas de mouvements anormaux.

4ᵉ, 5ᵉ et 6ᵉ genoux : — Lésions analogues du côté des ligaments croisés, et de plus rupture du ligament postérieur au niveau de ses attaches fémorales sus-condyliennes internes.

Sur *dix genoux* nous avons poussé l'extension jusqu'à l'angle droit. — Sur *deux vieillards* nous n'avons pu déterminer aucun désordre articulaire. — Dans les *4 expériences* nous avons fracturé les deux os de la jambe. — Nous avons obtenu le même résultat sur le genou droit d'une femme de 20 ans.

Les cinq autres genoux appartiennent à des adultes, voici les lésions observées :

1ᵉʳ et 2ᵉ genoux:—Désinsertion presque complète de l'extrémité inférieure du ligament croisé postérieur. — Arrachement peu étendu du tissu osseux

fémoral correspondant à l'insertion supérieure des deux ligaments croisés.
— Déchirure du ligament postérieur à sa partie moyenne. — Arrachement
de l'insertion fémorale du ligament latéral externe. — Mouvements anor·
maux de latéralité et de rotation.

3e *genou* :—Mêmes lésions du côté du ligament postérieur et de l'insertion
supérieure des ligaments croisés.— Rupture complète du ligament adipeux.
— Arrachement de l'insertion supérieure du ligament latéral interne.

4e *genou* : — Arrachement assez étendu del 'insertion supérieure du ligament croisé antérieur. — Déchirure du ligament postérieur. — Arrachement de l'insertion inférieure du ligament latéral externe. — Rupture complète du ligament adipeux.

5e *genou*. — *Homme de 50 ans* :— Fracture de l'extrémité inférieure du
fémur. — Pas de lésions articulaires.

Dans aucune des expériences précédentes nous n'avons observé de lésion
appréciable du côté des vaisseaux et nerfs poplités, ni du côté des muscles.

Lésions produites par les mouvements forcés de latéralité·

Cinq genoux ont été soumis à l'expérience. — Sur *le premier* nous avons
fracturé l'extrémité inférieure du fémur. — C'était l'adduction forcée que
nous cherchions à produire. — L'articulation est restée absolument indemne.
— Il s'agissait d'un vieillard.

Voici les résultats obtenus sur les quatre autres genoux :

1er *genou*. — *Femme de 50 ans* : — Adduction forcée, le membre étant
dans l'extension complète.—Dès les premiers craquements perçus, nous sus-
pendons l'expérience. — A l'ouverture de l'articulation, nous constatons l'arrachement de l'insertion inférieure du ligament latéral externe et
l'arrachement de l'extrémité inférieure du ligament croisé postérieur sans
fracture de la lame compacte.

2e *genou*.— *Même sujet* : — Même direction du traumatisme. — Mais
l'adduction est portée assez loin pour que la jambe fasse avec la cuisse un
angle presque droit ouvert en dedans. — Au milieu de notre expérience il
nous a été difficile de maintenir le membre inférieur en état d'extension, la
jambe s'est invinciblement portée dans la rotation en dehors, avec flexion
légère sur la cuisse. Elle a conservé cette situation après le traumatisme. —
Comme lésions nous avons constaté : l'arrachement de l'insertion inférieure
du ligament latéral externe, l'arrachement de l'insertion supérieure du ligament croisé antérieur et (lésion très-rare) la déchirure du ligament croisé à
sa partie moyenne. — Le ligament postérieur était déchiré à sa partie
moyenne; le ligament adipeux rompu et quelques fibres du muscle poplité
et du jumeau externe déchirées. — Mouvements anormaux très-étendus.

3e *genou*.—*Homme de 40 ans*:— Abduction forcée, le membre étant dans
l'extension complète. — L'expérience est suspendue dès les premiers craquements. — Arrachement peu étendu de l'insertion fémorale du ligament
latéral interne. — La synoviale absolument intacte empêche toute communication entre la petite plaie osseuse et l'intérieur de la jointure.

4e *genou*.— *Même sujet*.— Abduction forcée, poussée assez loin pour que
la jambe et la cuisse fassent un angle droit, ouvert en dehors.—Au cours de

l'expérience la jambe se porte dans la rotation en dedans avec flexion légère. — Arrachement très-étendu de l'insertion fémorale du ligament latéral interne, les aréoles spongieuses du fémur communiquent largement avec l'intérieur de l'articulation. — Arrachement de l'insertion supérieure du ligament croisé antérieur. — Désinsertion de l'extrémité inférieure du croisé postérieur, sans arrachement de la lame compacte sous-jacente. — Rupture complète du ligament adipeux. — Déchirure du ligament postérieur, du jumeau interne et du poplité.

Il est à peine besoin d'insister sur l'étendue des mouvements anormaux qu'il est possible d'imprimer à un genou lorsqu'il a été soumis à de pareils délabrements.

Lésions produites par les mouvements forcés de rotation imprimés à la jambe alors qu'elle est étendue, modérément fléchie ou fléchie à angle droit.

A. LÉSIONS PRODUITES PAR LA ROTATION EN DEDANS, LE MEMBRE INFÉRIEUR ÉTANT DANS L'EXTENSION.

1er *genou*. — *Homme adulte*. — *Genou droit* : — Après un effort considérable et plusieurs fois répété un léger craquement se produit. — Arrachement très-peu étendu de l'extrémité supérieure du ligament latéral externe. — Le cul-de-sac synovial sous-jacent reste intact.

2e *genou*. — *même sujet*. — *Genou gauche* : — L'extrémité supérieure du ligament latéral interne est comme désinsérée de bas en haut. — La synoviale est déchirée au point correspondant. Arrachement de l'insertion inférieure du ligament latéral externe. — La synoviale est complètement indemne à ce niveau et la petite plaie osseuse du péroné ne communique pas avec l'intérieur de la jointure.

3e et 4e *genoux*. — *Femme de 60 ans* : — Sur le *genou droit* et sur le *genou gauche*, pas de lésion articulaire et fracture de l'extrémité supérieure du péroné. — Dans les deux cas le trait de la fracture passe un peu au-dessous de la facette articulaire.

5e *genou*. — *Femme de 50 ans*. — Arrachement de l'insertion supérieure du ligament latéral interne. — Synoviale intacte.

B. LÉSIONS PRODUITES PAR LA ROTATION FORCÉE EN DEDANS, LA JAMBE ÉTANT MODÉRÉMENT FLÉCHIE.

1. — *Femme de 55 ans*. — *Genou droit* : — Avec un effort peu considérable, nous obtenons un léger craquement. — La lésion que nous avons décrite au-dessus et en arrière du tubercule de Gerdy existe seule, complète et peu étendue. (Voir fig. 3.)

2. — *Genou gauche* : — Fracture de l'extrémité inférieure du fémur. — Articulation intacte.

3. — *Homme de 40 ans*. — *Genou droit* : — Fissure tibiale au-dessus et en arrière du tubercule de Gerdy. — Arrachement peu étendu de l'insertion supérieure du ligament croisé antérieur. — Communication des aréoles spongieuses du fémur avec l'intérieur de l'articulation.

4. — *Genou gauche* : — Mêmes lésions que dans l'expérience précédente et de plus rupture des fibres ligamenteuses antérieures de l'articulation péronéo-tibiale supérieure.

5. — *Homme de 50 ans.* — *Genou droit :* — Avec un effort peu considérable nous obtenons un léger craquement. — Notre lésion existe seule et complète.

6.—*Genou gauche du même sujet :*— Notre lésion tibiale existe, mais elle est incomplète, les aréoles spongieuses du tibia ne communiquent pas avec l'intérieur de l'articulation. — Le ligament latéral [externe est arraché au niveau de son insertion inférieure, la synoviale est intacte et empêche toute communication avec l'intérieur de la jointure.

7.—*Femme adulte.*— *Genou droit :* — Fissure tibiale en arrière du tubercule de Gerdy, complète. — Il existe en même temps un arrachement très-peu étendu de l'extrémité supérieure du ligament latéral interne.

8.— *Genou gauche :*—Après un effort de torsion très faible, un léger craquement se fait entendre. — Nous ne trouvons pas d'autre lésion articulaire que notre fissure tibiale mais elle est incomplète, il n'y a pas de communication entre la jointure et la plaie osseuse.

9.—*Homme de 25 ans.*—*Genou droit :* — Efforts considérables et long-temps répétés. — Arrachement peu étendu de l'extrémité supérieure du ligament latéral externe. — La synoviale est intacte. — Notre lésion tibiale existe. — Elle est complète.

11. — *Genou gauche :* — Pas d'autre lésion qu'un arrachement très peu étendu au niveau de l'insertion supérieure du ligament latéral externe. — Synoviale intacte.

12 et 13. — *Femme de 40 ans.*— Sur le *genou droit* et sur le *genou gauche* des efforts peu considérables déterminent rapidement un léger craquement.— Notre lésion tibiale existe seule et complète sur les deux genoux.

14. — *Femme de 50 ans.* — *Genou droit :* — Fracture des deux os de la jambe sans lésion articulaire.

15.—*Genou gauche :*— Arrachement de l'insertion supérieure du ligament croisé antérieur avec plaie spongieuse. — Arrachement de l'extrémité supérieure du ligament latéral externe.

C. LÉSIONS PRODUITES PAR LA ROTATION FORCÉE EN DEDANS, LA JAMBE ÉTANT FLÉCHIE A ANGLE DROIT SUR LA CUISSE.

1.—*Homme adulte.*—*Genou droit :* — Notre lésion tibiale existe mais elle est incomplète. — La plaie osseuse ne communique pas avec l'intérieur de la jointure. — Déchirure complète du ligament adipeux.

2.— *Genou gauche :*—Léger arrachement de l'insertion supérieure du ligament croisé antérieur. — Désinsertion peu étendue de l'extrémité inférieure du ligament croisé postérieur. — Rupture complète du ligament adipeux.

3.— *Vieillard.*— *Genou droit :* — Fracture de l'extrémité supérieure du péroné. — Le trait de la fracture passe à 1 centimètre au-dessous de l'articulation péronéo-tibiale.

4.—*Genou gauche :*— Fracture du tibia à la partie moyenne et du péroné à la partie supérieure.

5.— *Homme adulte.* — *Genou droit :* — Arrachement de l'insertion supérieure du ligament croisé postérieur. — Rupture complète du ligament adipeux.

6. — *Genou gauche* : — Même lésion du ligament croisé. — Rupture incomplète du ligament adipeux.

7. —*Femme de 50 ans.*—*Genou droit*: — Fissure tibiale complète au-dessus et en arrière du tubercule de Gerdy et rupture incomplète du ligament adipeux.

8. — *Genou gauche*: — Même lésion du tibia et du ligament adipeux. — Arrachement de l'insertion supérieure du ligament latéral externe avec rupture de la synoviale.

9. — *Homme de 50 ans, très robuste.* — *Genou droit*: — Arrachement de l'insertion supérieure du ligament croisé antérieur et de l'insertion supérieure du ligament latéral interne. — La synoviale est déchirée au niveau de ce dernier arrachement.

10. — *Genou gauche*. — Mêmes lésions et rupture du ligament adipeux.

11. — *Femme de 20 ans, tuberculeuse.* — *Genou droit* : — Fracture de jambe sans lésions articulaires.

12. — *Genou gauche*. — Fracture de l'extrémité supérieure du péroné. — Arrachement très-étendu de l'insertion inférieure du ligament croisé antérieur et rupture complète du ligament adipeux.

13. —*Homme de 25 ans tuberculeux.*— *Genou droit*:—Fracture de jambe sans lésion articulaire.

14. —*Genou gauche*:—Désinsertion de l'extrémité supérieure du ligament latéral externe sans lésion correspondante de la synoviale. — Rupture incomplète du ligament adipeux.

15. — *Homme de 50 ans.* — *Genou droit* : — Même lésion du ligament latéral externe, mais sur ce genou la synoviale a cédé et les orifices vasculaires de la face externe du condyle fémoral peuvent verser leur sang dans l'intérieur de la jointure.

16. — *Genou gauche* : — Même arrachement de l'extrémité supérieure du ligament latéral interne et rupture complète du ligament adipeux.

D. Lésions produites par la rotation forcée en dehors, le membre inférieur étant dans l'extension.

1.— *Vieillard*.— *Genou droit :* — Arrachement de l'insertion supérieure du ligament croisé antérieur.— Arrachement de l'insertion supérieure du ligament latéral interne sans déchirure correspondante de la synoviale.

2. — *Femme de 60 ans.* — *Genou droit :* —Fracture de jambe.

3. — *Genou gauche :* — Fracture de l'extrémité inférieure du fémur.

E. Lésions produites par la rotation forcée en dehors, la jambe étant modérément fléchie.

Dans ces conditions il est toujours nécessaire de faire des efforts considérables pour obtenir une lésion. — On échoue même très souvent.

1. — *Femme de 40 ans.* — *Genou droit :* — Arrachement de l'insertion supérieure du ligament croisé postérieur.— Rupture incomplète du ligament adipeux. — Léger arrachement de l'insertion supérieure du ligament latéral interne sans déchirure de la synoviale.

2. — *Genou gauche :* — Fracture de la jambe sans lésion articulaire.

3. — *Homme de 60 ans.* — *Genou droit :* —Arrachement très-peu étendu de l'insertion supérieure du ligament croisé antérieur.

4. — *Genou gauche* : — Même lésion et fracture de l'extrémité supérieu:e du péroné.

5.— *Femme de 25 ans.*— *Genou droit :* — Des efforts.violents sont nécessaires pour obtenir quelques craquements. — Léger arrachement de l'extiémité supérieure du ligament latéral interne sans déchirure de la synoviale.

6. — *Genou gauche* : — Même lésion et arrachement de l'épine du tibia.

7.—*Femme de 40 ans.*—*Genou droit*:—Arrachement de l'insertion supérieure du ligament croisé postérieur. — Rupture incomplète du ligament adipeux. — Léger arrachement de l'extrémité supérieure du ligament latéral externe avec déchirure de la synoviale.

8.—*Genou gauche*:—Arrachement.de l'extrémité supérieure du ligament croisé antérieur. — Fracture de l'extrémité supérieure du péroné.

F. LÉSIONS PRODUITES PAR LA ROTATION FORCÉE EN DEHORS, LA JAMBE ÉTANT FLÉCHIE A ANGLE DROIT.

1.—*Homme adulte.*— *Genou droit*:—Arrachement étendu de l'insertion inférieure du ligament croisé antérieur.—Arrachement moins étendu de l'extrémité supérieure du ligament croisé postérieur. — Arrachement de l'insertion supérieure du ligament latéral interne. — Cette dernière lésion est trèspeu marquée et la synoviale n'est pas déchirée.

2.—*Genou gauche*:—Arrachement partiel de l'insertion supérieure du ligament croisé antérieur.— Rupture complète du ligament adipeux.— Arrachement partiel de.l'extrémité supérieure du ligament latéral externe avec déchirure de la synoviale.

3. — *Femme de 60 ans.*— *Genou droit* : — Fracture de jambe.

4.— *Genou gauche* : —Arrachement très-étendu de l'insertion supérieure du ligament latéral externe. — Large plaie spongieuse communiquant avec l'intérieur de l'articulation. — Ligament adipeux rompu en partie. — Mouvements anormaux de latéralité.

5.—*Homme adulte.*— *Genou droit* :—Arrachement partiel peu étendu de l'insertion inférieure du ligament croisé antérieur. — Arrachement très-peu étendu du ligament latéral externe à son extrémité supérieure sans déchirure de la synoviale.

6. — *Genou gauche* : — Fracture de jambe.

7.—*Homme adulte.* — *Genou droit* :— Arrachement partiel de l'insertion supérieure du ligament latéral externe à son insertion supérieure.—Arrachement presque total de l'insertion supérieure du ligament croisé antérieur. — Rupture complète du ligament adipeux.

8.—*Genou gauche* :—Arrachement partiel de l'extrémité supérieure du ligament latéral interne sans déchirure de la synoviale. Rupture incomplète du ligament adipeux.

G. LÉSIONS PRODUITES PAR LES MOUVEMENTS DE ROTATION FORCÉE ALORS QUE LA JAMBE EST FLÉCHIE AU DELA DE L'ANGLE DROIT.

Ces lésions, à l'inverse de celles que nous avons étudiées jusqu'ici, se produisent sans qu'il soit nécessaire de déployer une grande force. Leur siége et leur mode de groupement sont soumis bien plus à la situation du talon relativement à l'axe fémoral qu'au sens exact du mouvement forcé que l'on imprime à la jambe.

H. LÉSIONS PRODUITES DANS LES CONDITIONS EXPÉRIMENTALES SUIVANTES : FLEXION EXAGÉRÉE DE LA JAMBE. — CUISSE EN ABDUCTION. — TALON EN DEDANS DE L'AXE FÉMORAL.

1. — *Genou droit.* — *Homme de 40 ans.* — *Rotation forcée en dedans :* — Fissure complète du tibia au-dessus et en arrière du tubercule de Gerdy. — Arrachement de l'insertion inférieure du ligament latéral externe. — Arrachement partiel de l'insertion supérieure du croisé antérieur. — Rupture complète du ligament adipeux.

2. — *Genou gauche.* — *Traction directe sur l'extrémité inférieure de la jambe :* — Tendance de la jambe à tourner en dehors. — L'expérience pratiquée dans ces conditions équivaut à une rotation forcée en dehors. — Nous constatons les mêmes lésions que dans l'expérience précédente.

3. — *Femme de 60 ans.* — *Genou droit, traction directe sur l'extrémité inférieure de la jambe :* — Fracture des deux os sans lésion articulaire.

4. — *Genou gauche du même sujet :* — Même direction du traumatisme. — Même résultat.

5. — *Femme de 55 ans.* — *Genou droit.* — *Rotation forcée en dehors :* — Fractures de l'extrémité supérieure du péroné. — Arrachement partiel de l'extrémité supérieure du ligament latéral interne sans déchirure de la synoviale. — Rupture complète du ligament adipeux.

6. — *Genou gauche.* — *Même sujet.* — *Traction directe sur l'extrémité inférieure de la jambe :* — Fracture de l'extrémité inférieure du fémur. — Articulation intacte.

7. — *Homme de 25 ans.* — *Genou droit.* — *Traction directe sur l'extrémité de la jambe :* — Arrachement partiel de l'insertion inférieure du ligament latéral externe. — Pas de communication entre la petite plaie osseuse et l'articulation. — Arrachement partiel du point d'implantation fémoral du ligament croisé postérieur. — Rupture incomplète du ligament adipeux.

8. — *Genou gauche du même sujet.* — *Même direction du traumatisme.* — Mêmes lésions que dans l'expérience précédente. — La rupture du ligament adipeux est complète.

9. — *Homme adulte.* — *Genou droit.* — *Traction directe sur l'extrémité inférieure de la jambe :* — Arrachement assez étendu de l'insertion fémorale du ligament latéral externe. — La synoviale est déchirée et la plaie osseuse communique avec l'articulation. — Les insertions fémorales des deux ligaments croisés sont arrachées et le ligament adipeux complètement rompu.

10. — *Genou gauche.* — *Même sujet.* — *Rotation forcée en dedans :* — Notre lésion tibiale existe complète. — L'insertion supérieure du ligament croisé antérieur est arrachée en partie.

I. LÉSIONS PRODUITES DANS LES CONDITIONS EXPÉRIMENTALES SUIVANTES : FLEXION EXAGÉRÉE DE LA JAMBE. — CUISSE EN ADDUCTION. — TALON EN DEHORS DE L'AXE FÉMORAL.

1. — *Homme de 50 ans.* — *Genou droit.* — *Traction directe sur l'extrémité inférieure de la jambe :* — Tendance de la jambe à se porter dans la rotation en dedans. — Arrachement de l'insertion supérieure du ligament croisé antérieur et de l'insertion supérieure du ligament latéral interne. — La synoviale est déchirée au niveau de cette dernière lésion.

2.—*Genou gauche.* — *Même sujet.* — *Rotation forcée en dedans :* — Arrachement partiel du point d'implantation fémoral du ligament croisé postérieur. — Les insertions supérieures du ligament croisé antérieur ne sont pas altérées à première vue, mais à leur niveau la synoviale s'est détachée dans une petite étendue et retombe au-devant des fibres tendineuses, à la manière d'un petit lambeau flottant. (Voir *fig. 5.*)

3.—*Homme adulte.*—*Genou droit.*— *Rotation forcée en dedans :* — Notre lésion tibiale existe complète au point connu. — Au point symétrique de la tubérosité tibiale interne, lésion tout à fait analogue du tissu osseux du tibia. — Rupture complète du ligament adipeux.

4.— *Genou gauche.*— *Même sujet.*— *Traction directe sur l'extrémité inférieure de la jambe :* — Arrachement partiel de l'insertion supérieure du ligament croisé postérieur. — Arrachement partiel de l'insertion supérieure du ligament latéral interne sans déchirure de la synoviale. Rupture complète du ligament adipeux.

5. — *Femme de 60 ans.* — *Genou droit.* — *Rotation forcée en dedans :* — Fissure tibiale complète au-dessous et en arrière du tubercule de Gerdy. — Rupture complète du ligament adipeux. — Arrachement partiel de l'insertion supérieure du ligament latéral interne avec déchirure de la synoviale.

6.— *Genou gauche.*—*Même sujet.* — *Traction directe sur l'extrémité inférieure de la jambe.* — Fracture de l'extrémité inférieure du fémur sans lésion articulaire.

7. — *Femme de 50 ans.* — *Genou droit.* — *Traction sur l'extrémité inférieure de la jambe :* — Arrachement très-étendu de l'insertion supérieure du ligament latéral interne avec rupture de la synoviale. — Rupture complète du ligament adipeux.

8.— *Genou gauche.*— *Même sujet.* — *Même direction du traumatisme :* — Arrachement partiel de l'insertion supérieure du ligament latéral interne. — Rupture complète du ligament adipeux. — Arrachement très-étendu de l'insertion tibiale du ligament croisé antérieur. (Voir *fig. 4.*)

9. —*Femme de 50 ans.* — *Genou droit.* — *Rotation forcée en dehors :* — Fracture des deux os de la jambe sans lésion articulaire.

10.— *Genou gauche.*— *Même sujet.*— *Même direction du traumatisme :* — Arrachement partiel de l'insertion supérieure du ligament latéral interne. — Déchirure incomplète du ligament croisé postérieur à sa partie moyenne. — Rupture complète du ligament adipeux.

11.— *Homme adulte.* — *Genou gauche.* — *Traction directe sur l'extrémité inférieure de la jambe :* — Arrachement de l'insertion supérieure du ligament latéral interne avec déchirure de la synoviale. — Déchirure presque complète du ligament croisé postérieur à sa partie moyenne. —Cette déchirure est exceptionnelle, sur ce dernier genou, il nous a fallu mettre en jeu une force vraiment très-grande avant d'obtenir un bruit de craquement.

Expériences de **M. le Dr Poncet** (de Lyon).

Notre ami M. Poncet a bien voulu, sur notre demande, instituer ces quelques expériences à titre de contribution à l'étude des modifications que subit le sang injecté dans les articulations pendant les premières heures et les premiers jours qui suivent l'injection. Nous lui exprimons ici toute notre

gratitude et nous transcrivons ses résultats tels qu'il nous les a transmis en
août 1878. — Les expériences de M. Poncet ont été faites sur un chien et
sur cinq lapins. L'articulation du genou chez ce dernier animal convient
admirablement pour les injections intra-articulaires. Elle ressemble en
effet beaucoup, comme disposition de la synoviale, à l'articulation du genou
chez l'homme et présente comme elle un cul-de-sac sous-tricipital très profond qui remonte à quatre centimètres au moins au-dessus des condyles.

A. samedi 5 aout, 5 heures du soir.

Cette première série d'expériences porte sur trois jeunes lapins de huit mois.
L'animal étant convenablement fixé sur une planchette *ad hoc* nous avons
Arloing et moi mis a découvert la jugulaire interne, puis, avec une seringue
Pravaz armée de sa canule, nous avons ponctionné le vaisseau et rempli le
corps de pompe. Une autre canule étant placée dans une articulation du
génou nous avons injecté le sang dans l'article.

1er *Lapin*.— Injection dans chaque articulation fémoro-tibiale d'une pleine
seringue de Pravaz, c'est-à-dire de 1 centimètre cube de sang liquide. On
juge que le sang a bien pénétré dans la cavité articulaire par la distension
du cul-de-sac synovial sous-tricipital. On voit en effet au-dessus et de chaque côté de la rotule une coloration noirâtre bien limitée due au sang qui
distend la synoviale. L'animal est sacrifié le 5 août, 48 heures après l'injection.

A l'autopsie les deux articulations offrent les mêmes particularités :
le liquide synovial et la séreuse ont une teinte légèrement jaunâtre. Au
fond du cul-de-sac sus rotulien on trouve un petit caillot noirâtre du volume
d'un grain de blé ; le caillot offre une certaine cohésion.

A la partie postérieure des condyles dans chacun des culs-de-sacs con-
dyliens, autre petit caillot aplati. Rien au niveau des ligaments croisés et
dans les autres parties de l'articulation.

2e *Lapin*. — Injection de deux seringues Pravaz dans chacune des articulations du genou. — L'animal est sacrifié le 5 août, 48 heures après l'injection.

Autopsie. — Dans l'articulation fémoro-tibiale droite, caillot rouge noirâtre
remplissant en partie le cul-de-sac sus-rotulien. A la partie postérieure
caillot de chaque côté. Le caillot est aplati, il se moule sur la partie postérieure des condyles. Pas de liquide en plus grande abondance dans l'articulation. Teinte jaunâtre du liquide synovial et de la séreuse avec signes
d'arthrite. Tout le sang avait bien été injecté dans l'articulation, car on n'en
voit pas trace dans les tissus péri-articulaires. Les caillots de l'articulation
sont recueillis avec soin et pesés immédiatement: poids du caillot de l'articulation droite 15 centigrammes. Poids du caillot de l'articulation gauche :
16 centigrammes.

L'examen histologique de la synovie y montre de nombreux globules
rouges arrondis, ovoïdes, plus gros qu'à l'état normal. On y rencontre en
abondance des globules blancs granuleux et des globules de graisse.

3e *Lapin*.—Injection de deux seringues Pravaz dans chaque articula-
tion du genou. Les jours qui suivent l'animal ne paraît pas incommodé.
Ce troisième lapin est sacrifié le 7 août, 92 heures après l'injection.
Dans l'articulation droite peu de sang paraît avoir pénétré, on trouve en

effet de longues plaques de suffusion sanguine dans les tissus péri-articulaires.

On trouve, comme dans les examens précédents, trois caillots plus petits, plus denses, occupant les mêmes régions : fond du cul-de-sac sous-tricipital et culs-de-sacs rétro-condyliens. Synovie légèrement rougeâtre.

Dans l'articulation gauche, caillot du volume d'un tout petit pois aplati occupant encore le même siège. Rien dans les autres points de la synoviale.

B. MARDI 6 AOUT 1877.

1er *Lapin.* — Injection dans chaque articulation fémoro-tibiale d'une seringue de Pravaz (1 gramme de sang retiré de la jugulaire interne de l'animal).

L'animal est sacrifié, 40 minutes après l'expérience.

A l'ouverture de l'articulation droite la séreuse est recouverte d'une couche sanguinolente (le sang mêlé à la synovie est visqueux, gluant).

Dans le cul-de-sac sus-rotulien et à la partie postérieure des condyles, caillots noirs mous, caillots passifs s'écrasant facilement. A la surface des ligaments croisés, caillot noir du volume d'un grain de blé. Mêmes particularités dans l'articulation gauche.

2e *Lapin.* — Injection d'un centimètre cube et demi de sang dans chaque genou. Autopsie deux heures après : petits caillots noirs analogues aux précédents et occupant le même siège.

C. EXPÉRIENCE SUR UN GRAND CHIEN DE BERGER AGÉ DE 2 ANS.

Injection dans chaque articulation fémoro-tibiale de 12 centimètres cubes de sang provenant de l'une des jugulaires de l'animal. Immédiatement après l'expérience et quelques heures après, l'animal paraît avoir un peu de roideur des membres inférieurs. Le lendemain et les jours suivants l'animal court comme par le passé. On ne constate rien de particulier au niveau des articulations injectées. L'animal est sacrifié 92 heures après l'expérience.

Articulation fémoro-tibiale droite. — Au pourtour de l'article, dans les tissus ambiants légère suffusion sanguine. Une petite quantité de sang a donc, lors de l'injection, passé dans le tissu cellulaire.

Liquides synoviaux sanguinolents dans l'articulation, notablement plus abondants qu'à l'état normal ; pas de traces de caillots si ce n'est dans les culs-de-sacs rétro-condyliens où l'on trouve deux petits caillots aplatis de l'épaisseur d'une pièce de 20 centimes.

Rien dans le cul-de-sac sus-rotulien; chez ce chien ce cul-de-sac était indépendant du reste de l'articulation, ce qui est d'ailleurs fréquent dans cette espèce.

Articulation fémoro-tibiale gauche. — Rien non plus dans l'examen extérieur. A l'ouverture de l'articulation mêmes particularités qu'à droite ; mais dans le cul-de-sac rotulien qui communique de ce côté avec le reste de la cavité articulaire on trouve un petit caillot allongé, rouge, résistant. Dans le cul-de-sac rétro-condylien, petits caillots aplatis.

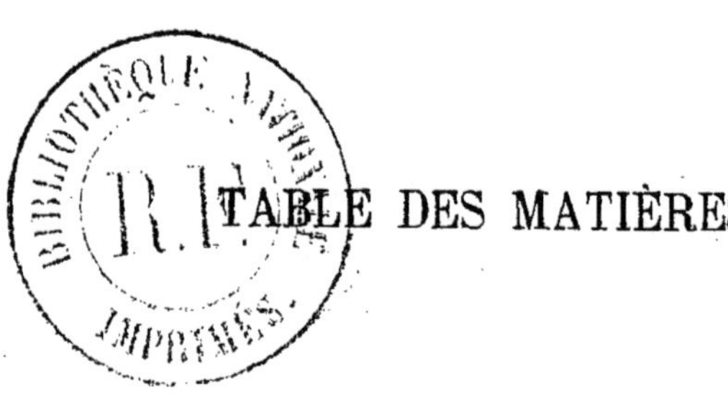

TABLE DES MATIÈRES

	Pages.
Pathogénie	3
Symptômes, marche, diagnostic	28
Traitement	42
Conclusions	52
Observations	57
Expériences	75